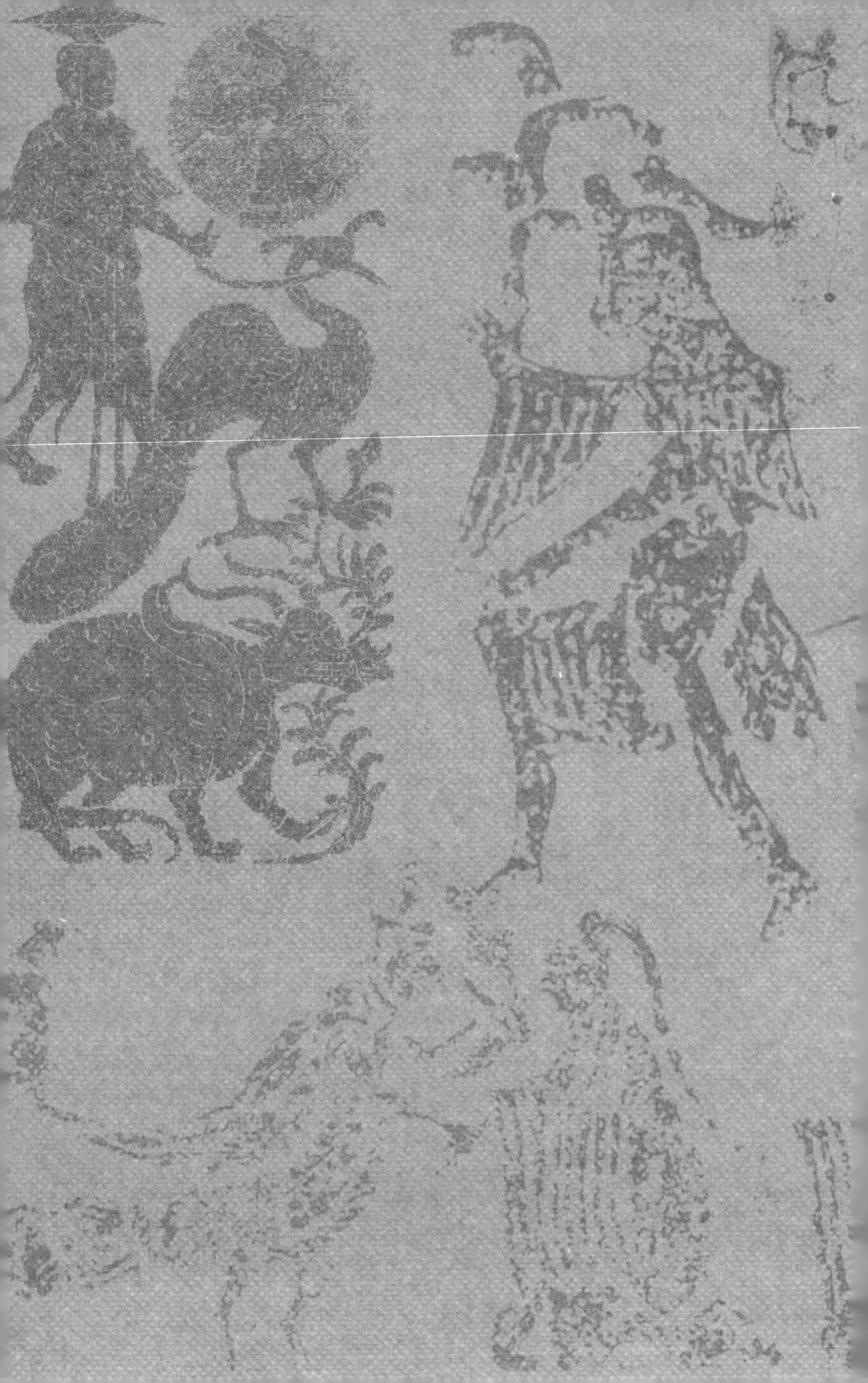

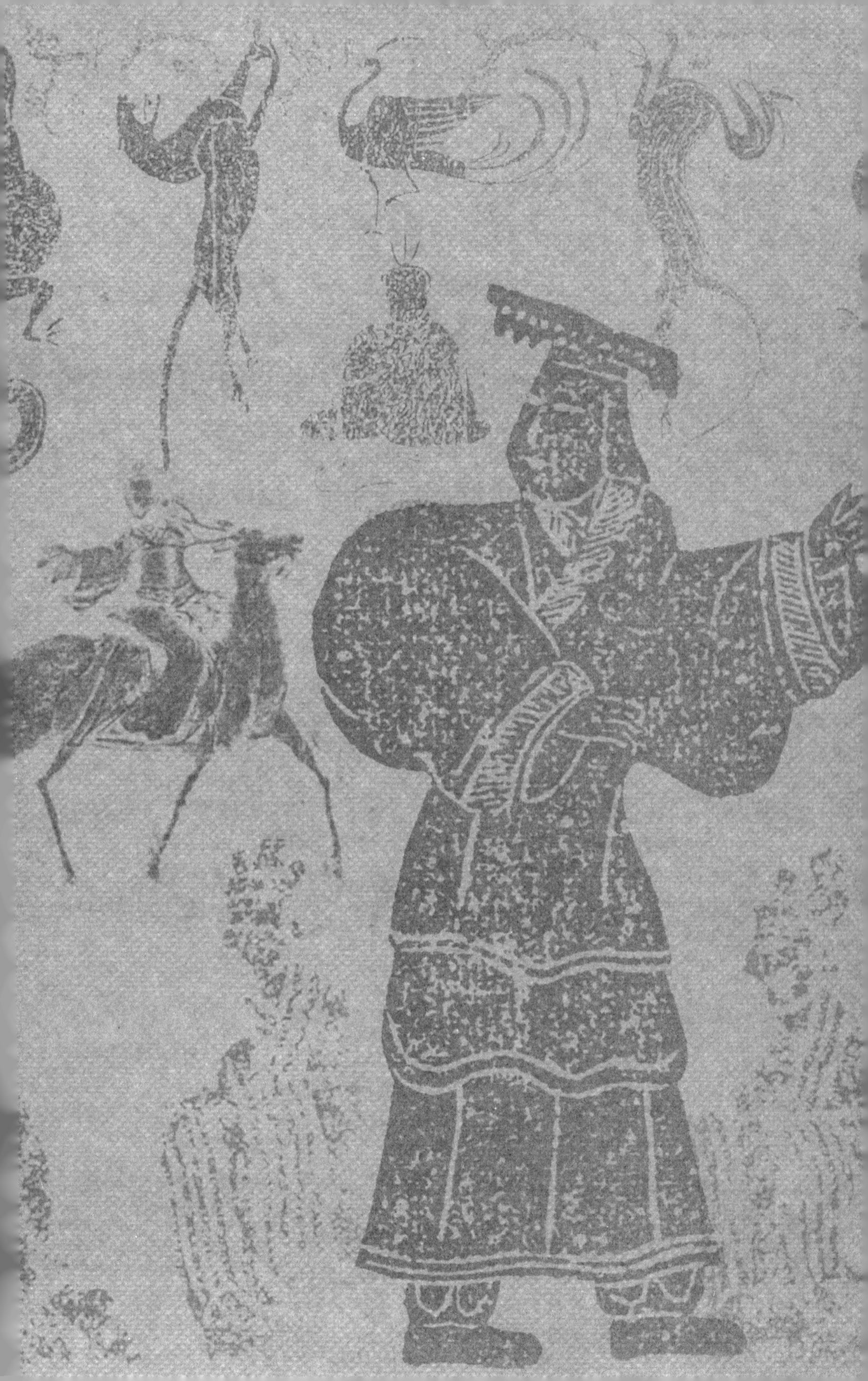

中国古医籍整理丛书

医方约说

明·鲍叔鼎　撰

刘巨海　校注

中国中医药出版社
·北　京·

图书在版编目（CIP）数据

医方约说／（明）鲍叔鼎撰；刘巨海校注．—北京：中国中医药出版社，2015.12

（中国古医籍整理丛书）

ISBN 978－7－5132－2938－8

Ⅰ.①医… Ⅱ.①鲍… ②刘… Ⅲ.①方书—中国—明代 Ⅳ.①R289.348

中国版本图书馆CIP数据核字（2015）第272913号

中国中医药出版社出版
北京市朝阳区北三环东路28号易亨大厦16层
邮政编码 100013
传真 010 64405750
三河市鑫金马印装有限公司印刷
各地新华书店经销

*

开本 710×1000 1/16 印张 11.25 字数 71千字
2015年12月第1版 2015年12月第1次印刷
书 号 ISBN 978－7－5132－2938－8

*

定价 35.00元
网址 www.cptcm.com

社长热线 010 64405720
购书热线 010 64065415 010 64065413
微信服务号 zgzyycbs
书店网址 csln.net/qksd/
官方微博 http://e.weibo.com/cptcm
淘宝天猫网址 http://zgzyycbs.tmall.com

国家中医药管理局
中医药古籍保护与利用能力建设项目
组织工作委员会

主　任　委　员　王国强

副 主 任 委 员　王志勇　李大宁

执行主任委员　曹洪欣　苏钢强　王国辰　欧阳兵

执行副主任委员　李　昱　武　东　李秀明　张成博

委　　　　　员

各省市项目组分管领导和主要专家

（山东省）武继彪　欧阳兵　张成博　贾青顺

（江苏省）吴勉华　周仲瑛　段金廒　胡　烈

（上海市）张怀琼　季　光　严世芸　段逸山

（福建省）阮诗玮　陈立典　李灿东　纪立金

（浙江省）徐伟伟　范永升　柴可群　盛增秀

（陕西省）黄立勋　呼　燕　魏少阳　苏荣彪

（河南省）夏祖昌　刘文第　韩新峰　许敬生

（辽宁省）杨关林　康廷国　石　岩　李德新

（四川省）杨殿兴　梁繁荣　余曙光　张　毅

各项目组负责人

王振国（山东省）　王旭东（江苏省）　张如青（上海市）

李灿东（福建省）　陈勇毅（浙江省）　焦振廉（陕西省）

蔡永敏（河南省）　鞠宝兆（辽宁省）　和中浚（四川省）

前言

中医药古籍是传承中华优秀文化的重要载体，也是中医学传承数千年的知识宝库，凝聚着中华民族特有的精神价值、思维方法、生命理论和医疗经验，不仅对于传承中医学术具有重要的历史价值，更是现代中医药科技创新和学术进步的源头和根基。保护和利用好中医药古籍，是弘扬中国优秀传统文化、传承中医学术的必由之路，事关中医药事业发展全局。

1949 年以来，在政府的大力支持和推动下，开展了系统的中医药古籍整理研究。1958 年，国务院科学规划委员会古籍整理出版规划小组在北京成立，负责指导全国的古籍整理出版工作。1982 年，国务院古籍整理出版规划小组召开全国古籍整理出版规划会议，制定了《古籍整理出版规划（1982—1990）》，卫生部先后下达了两批 200 余种中医古籍整理任务，掀起了中医古籍整理研究的新高潮，对中医文化与学术的弘扬、传承和发展，发挥了极其重要的作用，产生了不可估量的深远影响。

2007 年《国务院办公厅关于进一步加强古籍保护工作的意见》明确提出进一步加强古籍整理、出版和研究利用，以及

"保护为主、抢救第一、合理利用、加强管理"的方针。2009年《国务院关于扶持和促进中医药事业发展的若干意见》指出，要"开展中医药古籍普查登记，建立综合信息数据库和珍贵古籍名录，加强整理、出版、研究和利用"。《中医药创新发展规划纲要（2006—2020）》强调继承与创新并重，推动中医药传承与创新发展。

2003～2010年，国家财政多次立项支持中国中医科学院开展针对性中医药古籍抢救保护工作，在中国中医科学院图书馆设立全国唯一的行业古籍保护中心，影印抢救濒危珍本、孤本中医古籍1640余种；整理发布《中国中医古籍总目》；遴选351种孤本收入《中医古籍孤本大全》影印出版；开展了海外中医古籍目录调研和孤本回归工作，收集了11个国家和2个地区137个图书馆的240余种书目，基本摸清流失海外的中医古籍现状，确定国内失传的中医药古籍共有220种，复制出版海外所藏中医药古籍133种。2010年，国家财政部、国家中医药管理局设立"中医药古籍保护与利用能力建设项目"，资助整理400余种中医药古籍，并着眼于加强中医药古籍保护和研究机构建设，培养中医古籍整理研究的后备人才，全面提高中医药古籍保护与利用能力。

在此，国家中医药管理局成立了中医药古籍保护和利用专家组和项目办公室，专家组负责项目指导、咨询、质量把关，项目办公室负责实施过程的统筹协调。专家组成员对古籍整理研究具有丰富的经验，有的专家从事古籍整理研究长达70余年，深知中医药古籍整理研究的重要性、艰巨性与复杂性，履行职责认真务实。专家组从书目确定、版本选择、点校、注释等各方面，为项目实施提供了强有力的专业指导。老一辈专家的学术水平和智慧，是项目成功的重要保证。项目承担单位山东中医药大学、南京中医药大学、上海中医药大学、福建中医药大学、浙江省中医药研究院、陕西省中医药研究院、河南省中医药研究院、辽宁中医药大学、成都中医药大学及所在省市中医药管理部门精心组织，充分发挥区域间互补协作的优势，并得到承担项目出版工作的中国中医药出版社大力配合，全面推进中医药古籍保护与利用网络体系的构建和人才队伍建设，使一批有志于中医学术传承与古籍整理工作的人才凝聚在一起，研究队伍日益壮大，研究水平不断提高。

本着“抢救、保护、发掘、利用”的理念，该项目重点选择近60年未曾出版的重要古医籍，综合考虑所选古籍的保护价值、学术价值和实用价值。400余种中医药古籍涵盖了医经、基础理论、诊法、伤寒金匮、温病、本草、方书、内科、外科、女科、儿科、伤科、眼科、咽喉口齿、针灸推拿、养生、医案医话医论、医史、临证综合等门类，跨越唐、宋、金元、明以迄清末。全部古籍均按照项目办公室组织完成的行业标准《中医古籍整理规范》及《中医药古籍整理细则》进行整理校注，绝大多数中医药古籍是第一次校注出版，一批孤本、稿本、抄本更是首次整理面世。对一些重要学术问题的研究成果，则集中收录于各书的“校注说明”或“校注后记”中。

“既出书又出人”是本项目追求的目标。近年来，中医药古籍整理工作形势严峻，老一辈逐渐退出，新一代普遍存在整理研究古籍的经验不足、专业思想不坚定等问题，使中医古籍整理面临人才流失严重、青黄不接的局面。通过本项目实施，搭建平台，完善机制，培养队伍，提升能力，经过近5年的建设，锻炼了一批优秀人才，老中青三代齐聚一堂，有效地稳定了研究队伍，为中医药古籍整理工作的开展和中医文化与学术的传承提供必备的知识和人才储备。

本项目的实施与《中国古医籍整理丛书》的出版，对于加强中医药古籍文献研究队伍建设、建立古籍研究平台，提高古籍整理水平均具有积极的推动作用，对弘扬我国优秀传统文化，推进中医药继承创新，进一步发挥中医药服务民众的养生保健与防病治病作用将产生深远影响。

第九届、第十届全国人大常委会副委员长许嘉璐先生，国家卫生计生委副主任、国家中医药管理局局长、中华中医药学会会长王国强先生，我国著名医史文献专家、中国中医科学院马继兴先生在百忙之中为丛书作序，我们深表敬意和感谢。

由于参与校注整理工作的人员较多，水平不一，诸多方面尚未臻完善，希望专家、读者不吝赐教。

国家中医药管理局中医药古籍保护与利用能力建设项目办公室

二〇一四年十二月

许 序

“中医”之名立，迄今不逾百年，所以冠以“中”字者，以别于“洋”与“西”也。慎思之，明辨之，斯名之出，无奈耳，或亦时人不甘泯没而特标其犹在之举也。

前此，祖传医术（今世方称为“学”）绵延数千载，救民无数；华夏屡遭时疫，皆仰之以度困厄。中华民族之未如印第安遭染殖民者所携疾病而族灭者，中医之功也。

医兴则国兴，国强则医强。百年运衰，岂但国土肢解，五千年文明亦不得全，非遭泯灭，即蒙冤扭曲。西方医学以其捷便速效，始则为传教之利器，继则以“科学”之冕畅行于中华。中医虽为内外所夹击，斥之为蒙昧，为伪医，然四亿同胞衣食不保，得获西医之益者甚寡，中医犹为人民之所赖。虽然，中国医学日益陵替，乃不可免，势使之然也。呜呼！覆巢之下安有完卵？

嗣后，国家新生，中医旋即得以重振，与西医并举，探寻结合之路。今也，中华诸多文化，自民俗、礼仪、工艺、戏曲、历史、文学，以至伦理、信仰，皆渐复起，中国医学之兴乃属必然。

迄今中医犹为国家医疗系统之辅，城市尤甚。何哉？盖一则西医赖声、光、电技术而于20世纪发展极速，中医则难见其进。二则国人惊羡西医之“立竿见影”，遂以为其事事胜于中医。然西医已自觉将入绝境：其若干医法正负效应相若，甚或负远逾于正；研究医理者，渐知人乃一整体，心、身非如中世纪所认定为二对立物，且人体亦非宇宙之中心，仅为其一小单位，与宇宙万象万物息息相关。认识至此，其已向中国医学之理念“靠拢”矣，虽彼未必知中国医学何如也。唯其不知中国医理何如，纯由其实践而有所悟，益以证中国之认识人体不为伪，亦不为玄虚。然国人知此趋向者，几人？

国医欲再现宋明清高峰，成国中主流医学，则一须继承，一须创新。继承则必深研原典，激清汰浊，复吸纳西医及我藏、蒙、维、回、苗、彝诸民族医术之精华；创新之道，在于今之科技，既用其器，亦参照其道，反思己之医理，审问之，笃行之，深化之，普及之，于普及中认知人体及环境古今之异，以建成当代国医理论。欲达于斯境，或需百年欤？予恐西医既已醒悟，若加力吸收中医精粹，促中医西医深度结合，形成21世纪之新医学，届时“制高点”将在何方？国人于此转折之机，能不忧虑而奋力乎？

予所谓深研之原典，非指一二习见之书、千古权威之作；就医界整体言之，所传所承自应为医籍之全部。盖后世名医所著，乃其秉诸前人所述，总结终生行医用药经验所得，自当已成今世、后世之要籍。

盛世修典，信然。盖典籍得修，方可言传言承。虽前此50余载已启医籍整理、出版之役，惜旋即中辍。阅20载再兴整理、出版之潮，世所罕见之要籍千余部陆续问世，洋洋大观。

今复有“中医药古籍保护与利用能力建设”之工程，集九省市专家，历经五载，董理出版自唐迄清医籍，都400余种，凡中医之基础医理、伤寒、温病及各科诊治、医案医话、推拿本草，俱涵盖之。

噫！璐既知此，能不胜其悦乎？汇集刻印医籍，自古有之，然孰与今世之盛且精也！自今而后，中国医家及患者，得览斯典，当于前人益敬而畏之矣。中华民族之屡经灾难而益蕃，乃至未来之永续，端赖之也，自今以往岂可不后出转精乎？典籍既蜂出矣，余则有望于来者。

谨序。

第九届、十届全国人大常委会副委员长

許嘉璐

二〇一四年冬

王 序

中医学是中华民族在长期生产生活实践中，在与疾病作斗争中逐步形成并不断丰富发展的医学科学，是中国古代科学的瑰宝，为中华民族的繁衍昌盛作出了巨大贡献，对世界文明进步产生了积极影响。时至今日，中医学作为我国医学的特色和重要医药卫生资源，与西医学相互补充、相互促进、协调发展，共同担负着维护和促进人民健康的任务，已成为我国医药卫生事业的重要特征和显著优势。

中医药古籍在存世的中华古籍中占有相当重要的比重，不仅是中医学术传承数千年最为重要的知识载体，也是中医为中华民族繁衍昌盛发挥重要作用的历史见证。中医药典籍不仅承载着中医的学术经验，而且蕴含着中华民族优秀的思想文化，凝聚着中华民族的聪明智慧，是祖先留给我们的宝贵物质财富和精神财富。加强对中医药古籍的保护与利用，既是中医学发展的需要，也是传承中华文化的迫切要求，更是历史赋予我们的责任。

2010 年，国家中医药管理局启动了中医药古籍保护与利用能力建设项目。这既是传承中医药的重要工程，也是弘扬优秀民族文化的重要举措，不仅能够全面推进中医药的有效继承和创新发展，为维护人民健康做出贡献，也能够彰显中华民族的璀璨文化，为实现中华民族伟大复兴的中国梦作出贡献。

相信这项工作一定能造福当今，嘉惠后世，福泽绵长。

国家卫生与计划生育委员会副主任

国家中医药管理局局长

中华中医药学会会长

王国强

二〇一四年十二月

马 序

新中国成立以来，党和国家高度重视中医药事业发展，重视古籍的保护、整理和研究工作。自1958年始，国务院先后成立了三届古籍整理出版规划小组，分别由齐燕铭、李一氓、匡亚明担任组长，主持制订了《整理和出版古籍十年规划（1962—1972）》《古籍整理出版规划（1982—1990）》《中国古籍整理出版十年规划和“八五”计划（1991—2000）》等，而第三次规划中医药古籍整理即纳入其中。1982年9月，卫生部下发《1982—1990年中医古籍整理出版规划》，1983年1月，中医古籍整理出版办公室正式成立，保证了中医古籍整理出版规划的实施。2002年2月，《国家古籍整理出版“十五”（2001—2005）重点规划》经新闻出版署和全国古籍整理出版规划领导小组批准，颁布实施。其后，又陆续制定了国家古籍整理出版“十一五”和“十二五”重点规划。国家财政多次立项支持中国中医科学院开展针对性中医药古籍抢救保护工作，文化部在中国中医科学院图书馆专门设立全国唯一的行业古籍保护中心，国家先后投入中医药古籍保护专项经费超过3000万元，影印抢救濒危珍、善、孤本中医古籍1640余种，开展了海外中医古籍目录调研和孤本回归工作。2010年，国家财政部、国家中医药管理局安排国家公共卫生专项资金，设立了“中医药古籍保护与利用能力建设项目”，这是继1982~1986年第一批、第二批重要中医药古籍整理之后的又一次大规模古籍整理工程，重点整理新中国成立后未曾出版的重要古籍，目标是形成并普及规范的通行本、传世本。

为保证项目的顺利实施，项目组特别成立了专家组，承担咨询和技术指导，以及古籍出版之前的审定工作。专家组中的许多成员虽逾古稀之年，但老骥伏枥，孜孜不倦，不仅对项目进行宏观指导和质量把关，更重要的是通过古籍整理，以老带新，言传身教，培养一批中医药古籍整理研究的后备人才，促进了中医药古籍保护和研究机构建设，全面提升了我国中医药古籍保护与利用能力。

作为项目组顾问之一，我深感中医药古籍保护、抢救与整理工作的重要性和紧迫性，也深知传承中医药古籍整理经验任重而道远。令人欣慰的是，在项目实施过程中，我看到了老中青三代的紧密衔接，看到了大家的坚持和努力，看到了年轻一代的成长。相信中医药古籍整理工作的将来会越来越好，中医药学的发展会越来越好。

欣喜之余，以是为序。

中国中医科学院研究员

马继兴

二〇一四年十二月

校注说明

《医方约说》是一部综合性方书，明代鲍叔鼎所撰。鲍叔鼎，字汝和，明代武义县（今属浙江金华）人。作者生卒年代不详，主要生活在明嘉靖年间。叔鼎少时习儒，师从当时著名的教育家程文德（1497—1559），因其身体“数奇病繁”，故“尤究方书”，走上由儒而医之路。《鲍氏家谱》记载，鲍叔鼎医术源于父传，其父鲍进为丹溪流派著名医家王纶的弟子。据《医方考》记载，鲍叔鼎另著有《脉证类拟》二卷（已亡佚），是鲍氏研究《内经》《难经》等经典医籍的领悟总结。由此可知，鲍氏医学源于《内》《难》，宗丹溪、节斋之道。

《医方约说》分上下两卷，主要讨论78种病证的辨证治疗，涵盖了内、外、妇、儿、五官等各科。每一种病证之下首先冠以总论，多引丹溪、东垣、子和、河间、节斋之说，审查病因，辨析病机，阐发医理，归纳治法。次列方药，多出一主方，随证加减，后附临床常用方药，间附家传方和个人验方。

据《中国中医古籍总目》著录，《医方约说》现仅存明嘉靖三十八年（1559）刻本，藏于上海中医药大学图书馆。本次整理，以明嘉靖三十八年刻本为底本，以《丹溪心法》《明医杂著》《太平惠民和剂局方》等为他校本，按照《中医古籍整理规范》和《中医药古籍整理工作细则》要求完成。

校勘体例与原则如下：

1. 原书为竖排繁体，今改为横排简体，文中凡表示文序的“右”均改为“上”。

2. 对原书进行标点。

3. 文中所引文献，往往不是古籍原文，故引文后只用冒号不用引号。底本无误，校本有误者，一律不出校记。底本与校本互异，两者俱通，校本之文有参考价值者，保存底本原貌，出校记。底本有误，显系底本讹、脱、衍、倒者，据校本改正，并出校记。

4. 异体字、古字、俗写字均予以径改，不出校记。通假字出校记说明通假关系，并征引训诂书证或文献书证进行注释。

5. 底本中明显错字、别字，如属日、曰混淆，己、巳不分者，予以径改，不出校记。

6. 中药名属于错字、俗写名或前后文不统一者，均予以统一为规范药名，不出校记。如射香改为麝香、斑猫改为斑蝥，蒲萄改为葡萄，羌滑改为羌活，独滑改为独活，山查改为山楂，末药改为没药等。

7. 底本中因排版而将正文改变字号处，或因自谦改变字号处，本次整理时统一以正文字号律齐。

8. 对个别冷僻字词进行注释。

9. 底本中两篇序均题为“《医方约说》序”，今改为“王序”“自序”。

王 序

天地阴阳之化，人身焉尽之矣。能明乎阴阳之化以对扬天地，黄岐之书尽之矣。黄岐书出，百氏是兴，百氏兴而群言乱，黄岐之道萎矣。于是四子者继起，务一剪①而尽夷之，东垣、仲景、河间、丹溪是也。四子之书出非不多也。有其书而不能读，犹无书也；读其书而不能通，犹无读也。故读而不能博，不可以言读；博而不能约，不可以言通。鲍子之《医方约说》，读而能通者也。四子各以其所长名家，各家必以其所见立论。约说者，各家必从其术业之精，各论必择其旨要之语，病以门分而诠次②其必是之说，治以类聚而纂撮其必效之方，简而不冗，切而不泛，病见而必指其源，证见而必防其变，源必沿其所乘，变必穷其所极，从逆正反之功，制助提抑之理，疏息调减之候，可一览而足也。今夫祝融之墟有大海焉。言济海者，存乎筏；言行筏者，存乎风。柁③以望斗，针以指南，斯其为彼岸之登而篙橹不与焉。是故人身阴阳之化犹夫海也，黄岐之书犹筏，而所以行之者风也，然东南西北惟所使之，四子犹夫针也、柁也。审方辨域不昧从往，鲍子则从而告之曰：某也，针；某也，柁。若其

---

① 剪：除灭。《吕氏春秋·制乐》："此文王之所以止殃剪妖也。"

② 诠次：选择和编排。

③ 柁（duò 堕）：同"舵"，船尾用以控制方向的装置。

守之，百氏则篙橹已矣。

嘉靖三十八年岁在己未一埸月望

赐进士通议大夫兵部左侍郎加俸二级兼都察院右副都御史

奉敕总督湖广川贵军务前礼科左给事中永康王崇书

自 序

夫道无所本，则讦漫无归①；学无所宗，则趋向靡定。医之为道，而人命系焉，不亦重哉？予家世业儒，流传医道，厥有原自祖医，系籍京师，予今叨授斯职。先君恒斋翁，邑庠②弟子员，受业大参节斋王公③，益张是道。予少事举业，数奇病繁，尤究方书《素》《难》，恍有以得其要领者，著《脉证类拟》。我师少宰松溪程公序诸首梓行矣，或谓予曰：子之《类拟》，人皆爱之，若夫方书简便，诚医家入门之径也，惜未有遍及诸证之方，盍更发明之，则人咸跻仁寿而嘉惠无穷矣。予曰：然。夫方书自张刘李朱戴王之后，作者纷纭，执见论证，漫无归一。嗟夫！以人之命而试人之言，岌岌乎殆哉！于是恫瘝厥心④，视为职分，复究先哲论治，会融玄妙，钩摘精要，编次成帙，名曰《约说》。词虽简而会归有元，说虽粗而向趋甚正，兹固步武遗踪，间亦窃附己意，皆素所亲试而多中者，可以按方治病。同志之士或有取焉，尚俟他日奏闻，道同一原，庶不负我高祖设教，司人之命之寄也，是为序。

嘉靖三十六年丁巳三月之吉鲍叔鼎书于燕山之下余庆堂

---

① 讦（jié 杰）漫无归：随意攻击而没有归属。

② 邑庠（yìxiáng 艺详）：明清时称县学为邑庠。

③ 大参节斋王公：指明代医家王纶。王纶字汝言，号节斋，浙江慈溪（今宁波市慈城镇）人，曾任广东参政，著《明医杂著》六卷、《本草集要》八卷。

④ 恫瘝（tōngguān 通关）厥心：病痛触碰我的心。恫瘝：病痛，《尚书·康诰》："呜呼，小子封，恫瘝乃身。"

凡 例

此书宗丹溪主意，效节斋治例，发其微，约其博，故名“约说”。

各病篇首，立说分证，说后主方，备条评脉加减及附方，使览者了然在目，有所依据。

先哲语论，句有相符，初不嫌于袭旧录之，非敢掠美以市名也。

丹溪原论及治条有不可易者，或成章，或摘句，间而录之。

《明医杂著》中方，素先君亲受，传用有征验者，依本录之。

诸证门类皆仿《丹溪纂要》① 编次其间，有证治相类者，通融参看。

方药多出《丹溪纂要》，复考《袖珍治证》校而录之。

各主方汤使，凡发散之剂加姜、葱、枣为引导，半夏之属加生姜为监制。

---

① 丹溪纂要：《丹溪先生医书纂要》，明代卢和编，二卷。

目 录

卷之上

第一　中　风

夫风者，乃天地之噫气也。其性刚劲，挠①诸万物而能鸣，应时在春，中人曰风，故曰中风，以为百病之首。东垣论中血脉、中腑、中脏甚详，子和加以三法主治可用，若果真中风邪者宜矣。然地有不同，天倾西北，地不满于东南，故西北多风而外中者有之，东南多湿而病此者甚少。故丹溪谓东南人只是湿土生痰，痰生热，热生风，极是。又昔人言风、河间言火、东垣言气、丹溪言湿，四者之说，举不出乎丹溪范围之内也，要须审辨明白，则当从真中风邪治之。

大率中风之类有四：曰风、曰痰、曰火、曰气。风者主于外，属气虚；痰火者主于内，属血虚；气者，七情自中也。

主　方

白术去芦，一钱　陈皮一钱　白茯苓一钱　半夏汤泡，一钱　羌活五分　川芎六分　天麻八分　甘草五分

风者证见后，加人参去芦，八分、防风去芦，八分、秦艽八分。

痰者，动作便有痰声，气塞壅盛，脉浮而滑也，加枳实八分、桔梗去芦，八分、贝母去心，一钱、瓜蒌仁去壳，一钱、竹沥一盏、姜汁少许。若痰壅不能言，宜吐用虾汁。口噤，藜芦，少入麝灌鼻。

火者，发躁，口干，进退无常，脉浮涩而洪也，加生地黄

---

① 挠：搅，搅动。《淮南子·说林》："使水浊者，鱼挠之。"

姜汁炒，一钱、枯黄芩酒炒，八分、川黄连去毛，酒炒，八分、当归八分、白芍药一钱、竹沥一盏、姜汁少许。

气者，自取而逆厥，似类中风，其脉沉伏也，加香附童便炒，八分、苍术米泔浸，炒，六分、沉香二分，另磨和药。苏和香丸亦可用，但气苏则已，不可药也。

半身不遂，在左属血虚，加当归八分、生地黄姜汁炒，八分、白芍药八分、桃仁去皮尖，杵，一钱、红花酒洗，一分、竹沥一盏、姜汁少许；在右属气虚，加人参去芦，八分、竹沥一盏、姜汁少许。

有因饮食伤积填塞，胃气不行，卒暴僵仆，似是中风，当审察之，法宜探吐，不吐者死吐法，淡盐汤或二陈汤。

按：以上类中风证处治。以下真中风证治，法当从六经，斯备矣。六经证附方后。

真中风，邪中腑者，面见五色，有表证，恶风寒，拘急不仁，脉浮而弦也，宜用加减小续命汤。

中脏者，唇缓失音，鼻塞，眼瞀，便闭，脉浮而洪也，宜用三化汤。

中经者，外无六经之证，内无便溺之阻，肢不能举，口不能言，脉浮弦而涩也，宜用大秦艽汤。

中腑多着四肢，中脏多滞九窍。

不治证：口开，手散，眼合，遗尿，吐沫，直视，喉如鼾睡，肉脱，筋痛皆不治。《脉诀》又言：发直摇，头上窜，面赤如妆，汗溅如珠，亦不治。

附　方

小续命汤

麻黄去节　人参去芦　黄芩　芍药　防己　川芎　杏仁去皮

尖，研　甘草　桂各一两　附子五钱　防风一两五钱

上剉，每服五七钱，加生姜五片，食前煎服。

凡中风不审六经之加减，虽治之不能去其邪也。《内经》云：开则淅然寒，闭则热而闷。知暴中风邪，宜先以加减续命汤，随证治之。

中风，无汗，恶寒，麻黄续命主之，依本方麻黄、防风、杏仁各加一倍，宜针至阴足小指外侧爪甲二分出血、昆仑足外踝跟骨、举跻。

中风，有汗，恶风，桂枝续命主之，依本方桂枝、芍药、杏仁各加一倍，宜针风府项后入发际一寸，针三分，禁灸。上二证皆太阳经中风也。

中风，有汗，身热，不恶寒，白虎续命主之，依本方甘草加一倍，外加石膏、知母各二两。

中风，有汗，身热，不恶风，葛根续命主之，依本方桂枝、黄芩各加一倍，外加葛根二两，宜针陷谷足大趾次趾间，本节后陷中，针五分去阳明之贼，刺历兑在足大指次指去爪甲如韭叶泻阳明之实。上二证皆阳明经中风也。

中风，无汗，身凉，附子续命主之，依本方附子加一倍，甘草加三两，外加干姜二两，宜刺隐白足大趾内侧爪甲角去太阴之贼。此太阴经中风也。

中风，有汗，无热，桂枝续命主之，依本方桂枝、附子、甘草各加一倍，宜刺太溪足内踝后跟骨上陷中，动脉应手，针透昆仑。此少阴经中风也。

中风，六证混淆，系之于少阳、厥阴，或肢节挛痛，或麻木不仁，宜羌活连翘续命主之，小续命八两，外加羌活四两，连翘六两。

古之续命混淆，无六证之别，今各分经治疗。又分经针刺法：厥阴之井大敦足大指甲后一韭叶，聚毛间，刺以通其经；少阳之经绝骨外踝上三寸，灸五壮，灸以引其热。是针灸同象，法治之大体。

按：以上方施于真中风邪宜矣，否则有逆锋之患，当慎察而用之。

三化汤　治中风外无六经之证，内有便溺之阻。

厚朴　大黄　枳实　羌活

上剉，每服一两，水煎。

大秦艽汤　治中风外无六经之形证，内无便溺之阻隔，知为血弱不能养筋，故手足不能运，舌强不能言，宜养血而筋自荣也。

秦艽　石膏各二两　甘草　川芎　当归　芍药　羌活　独活　防风　黄芩　白芷　生地黄　熟地黄　白茯苓　白术各一两　细辛五钱

上剉，每服一两，水煎。天阴雨加生姜七片，春夏加知母一两。

按：以上二方，继前小续命汤，治中风之次第也。

愈风汤　治产后中风，口噤，手足瘛疭如角弓状。亦治血晕，四肢强直。

荆芥略炒，为末

上每服三钱，豆淋酒调下，童便亦可，其效如神。又方，加当归等分，入酒少许，水煎，灌下即醒。

按：此方为妇人产后中风而设也。

防风通圣散　治诸经风热等证。

防风　川芎　当归　芍药　大黄　芒硝　连翘　麻黄去节

薄荷各五钱　石膏研　桔梗去芦　黄芩各一两　荆芥穗　白术去芦　山栀各二钱半　滑石三两，研　甘草二两

上剉，每服一两，加生姜水煎服。

胡麻散　治脾肺风毒攻行，遍身皮肤瘙痒，或生疮疥，或生瘾疹，手撩时成疮，久而不瘥，愈而复作，面上游风，或如虫行，紫白癜，顽麻，或肾脏风，攻注脚膝生疮等证，并宜服之。

胡麻十二两　荆芥穗　苦参各八两　何首乌　威灵仙　甘草炙，各六两

上为细末，每服二钱，或薄荷汤或茶或酒或蜜汤俱可调下，服药后频频浴，自得汗出而立效。

第二　伤寒附中寒、伤风

伤寒之为病，恶寒，发言壮厉，感于严寒之时，口食寒物，身冒寒气，即时发病，故有是名也。仲景论治甚详，然西北气寒多外感，东南卑湿多内伤。

主　方

在上，兀兀欲吐，脉浮滑者宜吐，用淡盐汤或二陈汤俱可探吐。

在表，四肢拘急，头项背痛，脉浮紧涩者宜汗，用参苏饮、十神汤、麻黄汤之类，量其轻重而发之。

在里，烦躁口渴，鼻干不眠，大便秘，脉洪实者宜下，或大承气汤，审其元气厚薄，择而用之，大柴胡汤。

若表证未罢，或寒热、呕、口苦、耳聋、胁痛、自利，皆半表半里之证，未可下也，亦不可汗也，宜用小柴胡汤和解之。

愚以大概论之，未必可谓详备，当遵仲景法，察乎六经传

变次序施治，可谓十全矣。

伤寒与他证不同，投药一差，生死立判，李子建《伤寒十劝》不可不知。人家有病，招医未至，或无医者，若知此十劝则不至有误，所益非轻，今详具于后。

一、伤寒头痛及身热便是阳证，不可服热药。伤寒传三阴三阳共六经，内太阴病头不疼身不热，少阴病有发热而无头疼，厥阴病有头疼而无发热，故知头疼身热即是阳证，若妄投热药，决致死亡。

二、伤寒必须直攻毒气，不可补益。邪气在经络中，若随证早攻之，只三四日痊安。若妄谓先须正气，却行补益，使毒气流炽，多致杀人。

三、伤寒不思饮食，不可服温脾胃药。伤寒不思饮食自是常事，终无饿死之理，如理中丸之类不可轻服。若阳病服之，致热气增重或致不救，丁香、巴豆之药尤不可服。

四、伤寒腹疼亦有热证，不可轻服温暖药。经云疼为实，故仲景论腹满时痛之证有曰疼甚者加大黄。疼甚而加大黄，意可见也。惟身冷厥逆而腹痛者，方是阴证，须消息之。每见腹疼便投热药，多致杀人。

五、伤寒自利当看阴阳证，不可例服补药、暖药、止泻药。自利，惟身不热、手足温者属太阴，身冷四逆者属少阴，其余身热下利皆属阳，当随证依仲景法治之。每见下利便按暖药及止泻药者，多致死亡。

六、伤寒胃胁疼及腹胀满，不可妄用艾灸。常见村落间有此证，无药便用艾灸，多致毒气随火而盛，膨胀发喘以死，不知胃胁疼自属少阳。腹胀虽属太阴，仲景以为当下之病，此外惟阴证可灸。

七、伤寒手足厥冷当看阴阳，不可例作阴证。有阴厥，有阳厥，医者少能分辨。阳厥而投热药，杀人速于用刃。盖阳病不至于极热不能发厥，仲景谓热深厥亦深，热深更与热药，宁复得活？但看初得病而身热至三四日后，热气已深，大便秘，小便赤，或谵语昏愦及别有热证而发厥，必是阳厥，宜急用承气汤以下之。若初得病，身不热，大便不秘，自引衣盖身，或下利，或小便数，不见热证而厥逆即是阴厥，方可用四逆汤之类。二厥所以使人疑者，缘为其脉皆沉，然阳厥脉沉而滑，阴厥脉沉而弱。又阳厥时复，指爪却温，或有时发热，阴厥则当冷，此为可别。

八、伤寒病已在里，不可用药发汗。伤寒证须看表里，如发热恶寒则是在表，正宜发汗；如不恶寒及恶热，即是在里证。若一例发汗，则所出之汗不是邪气是真气，邪气未除而真气先涸，死期必矣。又别有半在表半在里之证，又无表里之证，不惟皆不可下，亦皆不可汗，但随证治之。

九、伤寒饮水为欲愈，不可令病人恣饮过度。病人大渴，当与之水以消热，故仲景以饮水为欲愈。人见此说，便令病人纵饮，因而为呕、为喘、为咳逆、为下利、为肿、为悸、为水结胸、为小便不利者多矣。且如病人欲饮一碗，只可与半碗，常令不足为善。

十、伤寒病初安，不可过饱及劳动，或食羊肉，行房及食诸骨汁并饮酒。病方愈，不须再服药，兼脾胃尚弱，食饱不能消化，病即再来，谓之食复病。方好，气血尚虚，劳动太早，病即再来，谓之劳复。又食羊肉、行房并死，食诸骨汁并饮酒者，再病必重。

中寒者，中之为言中也。表里俱虚，谓寒邪直中于里也。

仓卒感寒，其势暴而昏，但初无热耳，脉当沉细而迟或伏，治宜温补，附子理中汤可用，不急治则死矣。

伤风，恶风、鼻塞声重者是也，其脉浮而缓，宜用参苏饮，头痛加川芎。或冬感寒邪，宜用华盖散。

附　方

十神汤　治时令不正，瘟疫妄行，感冒发热，或欲出疹。此药不问阴阳，两感风寒并宜服之。

川芎　甘草炙　麻黄去根节　干葛　紫苏　升麻　赤芍药　白芷　陈皮　香附各等分

上剉，每服一两，水一盏，姜五片，煎八分，热服。

麻黄汤　治伤寒，头痛，发热，恶风，骨节疼痛，喘满，无汗。

麻黄去节，二两　甘草炙，一两　肉桂去皮，二两　杏仁去皮，七十个，炒，研膏

上为粗末，入杏仁膏拌匀，每服一两，水煎，热服。

参苏饮　治伤风，咳嗽声重，上焦有热。

人参去芦，三分　陈皮去白，八分　甘草三分　白茯苓八分　紫苏叶六分　前胡去芦，八分　干葛一钱　半夏汤泡，一钱　枳壳炒，八分　桔梗去芦，六分

上剉，一贴姜三片，枣一枚，连须葱头七枚，水煎，热服。

升麻葛根汤　治大人、小儿时气瘟疫，头疼发热，及疮疹已发未发疑似之间，并宜服之。

升麻　白芍药　甘草各三钱　干葛二钱

上剉，每一两，水一盏，煎半盏服。

香苏散　治四时伤寒，头痛，发热，恶寒。

紫苏　香附各二两　陈皮一两　甘草炙，五钱

上剉，每服四钱，水一盏，姜三片，葱头七枚，煎服。如头痛，加川芎、白芷，名芎芷香苏散。

华盖散 治肺感寒邪，咳嗽声重，膈满，头目昏眩。

紫苏子略炒 赤茯苓去皮 陈皮去白 桑白皮蜜炙 杏仁去皮，炒，杵 麻黄去根节，各一钱 甘草五分

上剉，一贴，水煎，热服。

小柴胡汤 治伤寒四五日，往来寒热，胸满，心烦喜呕，少阳发热，风温身热。

柴胡去芦，二两 半夏汤泡，八钱 黄芩 甘草 人参去芦，各七钱五分

上剉五贴，每服生姜三片，枣二枚，水煎，温服。

大柴胡汤 伤寒十余日不解，邪气结在里，身热，烦躁谵语，大便不通。

半夏汤泡，一钱 大黄二钱 赤芍药一钱 柴胡去芦，三钱 枳实 黄芩各一钱半 甘草六分

上一贴，姜三片，枣一枚，水一钟，煎八分，温服。

小承气汤 治六七日不大便，腹胀满，阳明无表证，汗后不恶寒，潮热，狂言而喘。

大黄一两 厚朴五钱 枳实六个半

上剉，作一服，水煎，温服。以利为度，未利再服。

大承气汤 治胃实谵语，五六日不大便，腹痛烦渴，少阴舌干口燥。

大黄五钱 厚朴一两 枳实五个 芒硝五钱

上水二钟半，先煎厚朴、枳实至一钟，入大黄，煎七分，去渣，入硝，煎一二沸，温服，以利为度。

调胃承气汤 治太阳阳明，不恶寒，反恶热，大便秘，谵

语，呕哕。

甘草五钱　芒硝九分　大黄一两，酒浸

上㕮，水一钟，先煎大黄、甘草至七分，去渣，入硝，煎一二沸，温服取利。今用五钱作一服。

桂枝汤　治太阳中风，发热，鼻鸣，干呕。冬时即病宜服，春分后忌之。

甘草炙，四钱　桂枝　赤芍药各六钱

上㕮，每服五钱，加生姜三片，枣二枚，水煎温服。若小便数及饮酒人不宜用。

黄连解毒汤见火热门　治伤寒杂病躁热毒，烦闷，干呕，口燥，呻吟喘满，阳厥极深，蓄热内甚，俗妄传为阴毒，及汗下吐后热未解，并发诸疮未退并服之。

白虎汤　治汗后，脉浮洪大而渴，虚烦中暍。

石膏一两，研　知母去毛，五钱　粳米一撮　甘草二钱

上作一贴，水一钟，煎至半钟，温服。加人参名人参白虎汤，又名化斑汤，治赤斑烦躁，烦渴中暍。

栀子豆豉汤　治伤寒复热，口燥烦躁，下后余热未解宜服。

淡豆微炒，三钱，江西者佳　大山栀五钱

上作一贴，水一钟，煎半钟服。大便实，加枳实一钱。

理中汤　治五脏中寒，口噤失音，四肢强直，兼治胃脘停痰，冷气刺痛。

人参去芦　干姜炮　甘草炙　白术

上㕮，每服一两，水一钟，煎服。加附子名附子理中汤。

姜附汤　治体虚中寒，昏不知人，及脐腹冷痛，霍乱转筋，一切虚寒。

干姜一两　附子一枚，炮，去皮

上剉一贴，水一钟，煎半钟，温服。

五积散　治感冒寒邪，头痛，身痛，项背俱急，恶寒，或有腹痛，无问内伤生冷、外感风寒及寒湿客于经络，腰脚酸疼，妇人经血不调、难产。

白芷三钱　陈皮六钱　桔梗去芦，二钱　川芎　甘草炙　茯苓各三钱　枳壳炒，六钱　当归三钱　麻黄去节，六钱　半夏汤泡，二钱　肉桂去皮　厚朴去皮，姜汁炒，各四钱

上剉，每贴姜三片，葱头七枚，水一盏，煎服。

四逆汤　治太阴自利不渴，阴证，脉沉身痛。

甘草一两　干姜七钱　附子半个，生用

上剉一贴，水煎服。加干姜治厥逆，下利面赤加葱白九枚，呕加生姜，咽痛加桔梗，利止脉不出加人参。

小建中汤　治少阴恶寒，二三日心悸烦，可服。

桂枝　甘草各一两　芍药二两

上剉，作三服，每加姜三片，枣四枚，水煎去渣，入饴一合，微火令烊，温服。呕者不用饴。

藿香正气散　治外感发热头痛，内因痰饮凝阻，中脘痞满，呕逆恶心；又治伤寒头痛，憎寒热。

茯苓　白芷　大腹皮　紫苏各一两　陈皮　桔梗　白术　厚朴　半夏　甘草各二两　藿香三两

上剉，每服五钱，姜三片，枣一枚，水一钟煎，热服。

葱熨法：治阴证，身静而重语，言无声少，难以布息，目睛不了了，口鼻气冷，水浆不入，小便不禁，面上恶寒有如刀刮。

用葱一束，以绳扎如饼大，切去根叶，留葱白长二寸。先以火灸一面令热，勿至灼火，以热面着脐及脐下，外面以熨斗盛火熨之，令热气透入腹中，更作三四饼，坏则易之。俟病人

渐苏，手足温有汗，乃服四逆汤。

二陈汤见痰门，**凉膈散**见火热门。

按：以上诸方皆伤寒表里必用之药，走六经之剂，故录之。

第三　瘟疫附冬瘟、寒疫、大头蛤蟆瘟

瘟疫乃天地流行之厉气，多发于春夏之间，沿门阖境相同者是也，当参运气而施治。

主　方

大率治有三法：

脉浮紧无汗者可散，干葛、苍术、柴胡、黄芩、枳壳、升麻、桔梗、防风、人参、甘草、黄柏之类。

脉浮洪有汗者可清，黄连、黄芩、黄柏、知母、山栀、柴胡、人中黄、童便、甘草之类。

脉洪实谵语者可下，大黄、黄连、黄芩、柴胡、枳实、天花粉、芍药、甘草、山栀之类。

按：三者之治，大法清热解毒为要，不可太汗下也。

冬瘟之病，非其时而有其气。盖冬寒时而反病温，此天时不正，阳气反泄，脉当浮洪。治宜辛寒以清之，柴胡、黄芩、甘草、半夏、天花粉、知母、黄柏、干葛、枳壳、茯苓、桔梗、羌活、川芎、白芷、生姜之类。

寒疫之病却在温暖之时。盖春温时而反病寒，此亦天时不正，阴气反逆，脉当弦洪。治宜甘温以散之，柴胡、干葛、川芎、升麻、枳实、陈皮、半夏、黄芩、生姜之类。

按：此二证亦有可汗下者，看病势用之。

大头天行病乃湿气在高巅之上，用羌活、黄芩酒炒、大黄酒蒸，随病加减，不可用降药。东垣有法有方，谓阳明邪热太

甚，资实少阳相火为之，视其肿势何部，随经处治，当缓，勿令重剂过其病所。阳明为邪，首大肿；少阳为邪，出于耳前后，先以黄芩、黄连俱酒炒、甘草炒煎，少少不住服，或剂毕，再用大黄、鼠粘子炒煎成去渣，入芒硝各等分，亦时时呷之，毋令饮食在后。及邪气已，只服前药，未已再同煎，次第服之，取大便，邪气已则止。阳明渴加石膏；少阳渴加瓜蒌根；阳明行经，升麻、芍药、葛根、甘草；太阳行经，羌活、荆芥、防风，并与上药相合用之。或云头疼酒芥，口渴干葛，身痛羌活、桂枝、防风、芍药。

蛤蟆瘟属风热，解毒丸下。又法：侧柏叶自然汁调蚯蚓粪烧敷，丁香尖、附子尖、南星醋磨敷，或五叶藤汁敷，或车前草汁敷。

按：已上诸证大同小异，皆外感也，但岁气不同耳。经曰必先岁气，毋伐天和，当参时令而用之。

附　方

败毒散　治疫疠四时通用，伤风有汗，夏至后风温，浮肿、体痛、恶风、口干、日晡发热、脉实。

茯苓　甘草　人参　桔梗　川芎　柴胡　枳壳　前胡　羌活　独活等分

上㕮，每服七八钱，加生姜、薄荷，水煎。

萎蕤汤　治冬温。

萎蕤三分　石膏三钱半　麻黄　白薇　羌活　杏仁　甘草　青木香　川芎各一钱半　干葛五钱

上㕮，分三服，水煎服。

藿香正气散，升麻葛根汤俱见伤寒门。

第四　内　伤

东垣论饮食劳倦为内伤不足之证，因内伤立名，以别外伤有余之证也。外伤发热恶寒，不畏一切风寒，发言壮厉，伤寒类也；内伤发热恶寒，恶畏些少风寒，出言懒怯，类伤风也。又《溯洄集》论内伤之中当分别，饮食伤为有余，劳倦伤为不足。愚谓：饮食伤，积于胃而发热者，为有余之证，法当消导；若夫人因伤饥过饱，致损脾胃，不能运化者，又当一补一消；至如脾主四肢，或因劳役过度、饮食不调，或饮食不调之后继以劳役，此为元气不足之证，方宜用补药也。三者之别，界限判然，愚不过约其大概为引径入门之阶，学者必须参究全书，斯无弊矣。

主　方

饮食伤积发热，气口脉大于人迎也，宜用二陈汤加山楂肉，予大麦芽、枳实、神曲、川芎、柴胡、黄芩无热去此之类。

伤饥过饱，脉当弦大而滑，宜用枳术橘丸，余证照《明医杂著》加减录后。

元气耗散不足，脉大无力，宜用补中益气汤升提之，照依东垣本方加减。

附　方

枳术丸

白术去芦，二两　枳实一两，麸炒，透麸

上为细末，荷叶包饭，微火煨令香，取出杵烂，和药末为丸，如绿豆大。每服五六十丸，清米汤下。此法一补一消，取饮食缓化，不令有伤。东垣加陈皮一两，名枳术橘丸，治老幼元气衰弱，饮食少进，久服令人多食而不伤。

若元气素弱，饮食难化，食多则腹内不和，疼痛泄泻，此虚寒也，加人参、白芍药酒炒、神曲炒、大麦芽炒，杵，各一两、砂仁、木香各五钱。

若素有痰火，胸膈郁塞，咽酸噎气，及素有吞酸吐酸之证，或有酒积、泻、结痛，此皆湿热也，加黄连姜汁炒、白芍药酒炒、陈皮各一两、川芎四钱、石膏、甘草各五钱、砂仁、木香各一钱。

若伤食饱闷，痞塞不消，加神曲、麦芽、山楂子各一两。有食积痞块在腹者，再加黄连、厚朴俱姜制，各五钱，积坚者再加蓬术醋煮、昆布各三钱。

若伤冷食不消，腹痛溏泄，加半夏姜制，一两、砂仁、干姜各炒、神曲、大麦芽各五钱。

若人性气恼，夹气伤食，气滞不通，加川芎、香附米炒，各一两、木香、黄连俱姜汁炒，各五钱。

若胸膈不利，过服辛香燥热之药，以致上焦受伤，胃脘干燥，呕吐，噎膈，反胃，加黄连姜炒、山栀仁炒，各五钱、白芍药、当归各一两、桔梗、甘草、石膏各五钱。胸膈顽痰胶结及大便燥秘再加芒硝五钱。

若素有痰者，加半夏姜炒、橘红、白茯苓各一两、黄芩、黄连俱姜汁炒，各五钱。

若人能食好食，但食后反饱难化，此胃火旺脾阴虚也，加白芍药酒炒，一两五钱、人参七钱、石膏火煅，一两、生甘草五钱、黄连炒、香附米炒、木香各四钱。

若年高人脾虚血燥，易饥易饱，大便燥难，加白芍药、当归各一钱、人参七钱、升麻、甘草炙，各四钱、山楂、大麦芽、桃仁去皮尖，另研，各五钱，此老人常服药也。

补中益气汤

人参　升麻　柴胡　橘红　当归身　白术各三分　甘草炙，五分　黄芪劳后病热甚者一钱

上㕮，作一服，水煎。脾胃一虚，肺气先绝，用黄芪以益皮毛而闭腠理，不令自汗也；上喘气短，损其元气，人参以补之；心火乘肝，炙甘草之温以泻火热而补脾胃中元气，若脾胃急痛、腹中急缩者宜多用之。此三味除湿热烦热之圣药也。白术苦甘温，除胃中热，利腰脐间血；升麻、柴胡苦平，味之薄者，清胃气之清气，又引黄芪、甘草甘温之气味上升，能补卫气之散解而实其表，又缓带脉之缩急；当归以和血脉，橘红理胸中之气，又能助阳气上升以散滞气，助诸甘平为用，或少加黄柏，以救肾水而泻阴中之伏火也。表热者一二服，气和微汗而愈立方本指。如嗌干者，加干葛；如身刺痛，乃血涩不足，加当归；精神短少者，加五味子，倍人参；如头痛，加蔓荆子，痛甚加川芎；头脑痛加藁本、细辛；有痰加半夏、生姜；如咳嗽，夏加五味、麦门冬，秋冬加麻黄，春加佛耳草、款冬花；久嗽，肺中伏火，去人参；如食不下，乃胸中有寒，或气涩滞，加青皮、木香、陈皮，寒月更加益智、草豆蔻，夏更加芩连，秋更加槟榔、砂仁；如心下痞闷，加芍药、黄连；如腹胀，加枳实、木香、砂仁、厚朴，天寒加姜桂；如腹痛，加芍药、甘草，有寒加桂心，夏加黄芩、甘草，冬加半夏、益智、草豆蔻；如胁痛或缩急，加柴胡、甘草；如脐下痛，加熟地黄，不已，乃是寒也，加肉桂；如大便闭涩，加当归、大黄；脚软痛，加黄柏，不已，更加防己。

第五　暑

经云：夏至日后，病热为暑。兹时相火司令，天之阳气尽出于地，炎威盛行，人之阳气亦浮于表，腹中虚矣。若或失宜，热气蒸袭于内，元气被伤，耗散而为暑热不足之证。须当辨认感、伤、中三者之分，夫感者，感于皮毛而为轻病；伤者，伤于肌肉而又甚之；中者，直中于血脉也，而为病最重。然又有动静之分，若夫途路，农夫田野，动而得之为中热；又若凉亭水阁，风车挥扇，静而得之为伤暑。病本则一，变证迥异，情状具在而治法昭若矣。

主　方

感暑热者，邪在皮毛之间。为病洒淅寒热，头重脚软无力，或腹痛泻水，脉当浮大或弦细，宜用香薷、白扁豆、陈皮、厚朴、茯苓、木瓜、甘草之类。头痛加川芎，腹痛泻水加砂仁、木香、猪苓、泽泻，六和汤亦可用。

伤暑热者，邪在肌肉之间。为病恶心，发热口渴，胸膈满痛，或身如针刺，脉当微弱，宜用黄连香薷饮加桔梗、枳壳、前胡之类。口渴加天花粉、麦门冬，人参白虎汤亦可用。

中暑热者，邪气直中于血脉也，最重。为病发热，汗出，呕逆，闷乱，或下血，脉当隐伏或芤迟，宜用清暑益气汤主之。如汗多，去干葛，益元散可用。

动而得之中热者，邪热在肺，亦重病也。为病发寒热，头痛，咳嗽，痰血，胸满躁乱，似伤寒类，火乘金也，脉当浮大而虚，宜用柴胡、黄芩、桔梗、贝母、天花粉、香薷、扁豆、黄柏、知母、甘草、连翘、滑石之类，柴胡天水散可用。

静得之伤暑者，为病恶风，饱闷腹痛，呕哕吐泻，脉当沉迟或弦滑，宜用香薷、扁豆、厚朴、苍术、陈皮、甘草、茯苓、半夏、山楂、藿香、砂仁之类，或泻水加猪苓、泽泻。

附　方

六和汤　治心脾不调，气不升降。霍乱转筋，呕吐泄泻，寒热交作，痰喘咳嗽，胃膈痞闷，头目昏痛，肢体浮肿，嗜卧怠倦，小便赤涩，并伤寒阴阳不分，冒暑伏热烦闷，或成痢疾，中酒烦渴畏食，妇人胎前产后。

砂仁研　半夏汤泡，去脐　杏仁去皮尖　人参去芦　甘草炙，各一钱　茯苓　藿香去梗　木瓜各一钱　白扁豆略炒　香薷　川厚朴去皮，姜炒，各二钱

上作一贴，姜三片，枣一枚，水一钟半，煎服。

香薷饮

香薷六钱　厚朴二钱，姜制　白扁豆炒，杵，三钱

上剉一贴，水煎凉饮。加黄连，名黄连香薷饮。

清暑益气汤

黄芪蜜炙，一钱　苍术一钱五分　升麻一钱　人参　白术　陈皮　神曲炒　泽泻各五分　甘草炙　黄柏　当归　青皮　麦门冬　干葛各三分　五味子九粒

上剉一贴，水煎，稍热服。

益元散　治中暑身热，小便不利。燥湿，分水道，实大腑，化食毒，行积滞，逐凝血，解烦渴，补脾胃，降妄行火之圣药也，一名六一散。

滑石水飞，六两　甘草一两

上和匀，每服三五钱，新汲水调服。

五苓散　治中暑烦渴，身热头痛，霍乱吐泻，小便赤淋涩。

泽泻三钱　肉桂五分　白术八分　猪苓二钱五分　赤茯苓一钱

五分

上一帖，水一钟，煎半钟，温服。

生脉散

人参去芦　麦门冬去心　五味子各等分

上剉，水煎服。

白虎汤见伤寒门

第六　湿

经曰：因于湿，首如裹。盖湿因有从外入者，有自内得者，阴雨湿地皆从外入，冷浆瓜果皆自内得。夫外入者，由侵毛窍，渗透肌肉；自内得者，脾因受湿而不运化，顿蓄于胃，浸渍肌肉。虽有内外之分而病本则一也，俱宜渗泄解表利小便为要。失而不治则郁而为热，故湿热为病者十居八九。

主　方

陈皮一钱　甘草五分　赤茯苓一钱　半夏汤泡，一钱　羌活五分　生姜三片　苍术米泔浸，炒，一钱

湿从外入者，加紫苏八分、防风去芦，六分、猪苓八分、泽泻八分、干葛八分、木瓜八分，参苏饮亦可用。

湿自内得者，加黄芩酒炒，八分、木通去皮，八分、泽泻八分、砂仁八分，挟食及腹饱闷者，加山楂肉一钱、枳实炒，一钱、木香另磨，六分，和药；头重痛，倍羌活，加川芎八分、黄芩八分，酒炒。

附　方

参苏饮见伤寒门

第七　火　热

天地定位，阴阳判矣。然天之气，阳动之而为龙火，人禀

斯气，惟心主之。相火代令，感物而动，诸动属火，经所谓五火也。又有诸湿，郁而为热，人感之而为实火也，故云相火、湿热为病者多，以火热名篇，盖此意也。

主　方

实火可泻，黄连解毒之类；气虚火动，脉大无力，可补，四君子加黄芪之类；阴虚火动，脉数无力，可补，四物加黄柏、知母之类；郁火可发，当看何经；风寒外束，可散，参苏饮之类。

凡火，轻者可降，重则从其性而升之。火盛不可骤用寒凉，必须温散。火急甚者必缓之，生甘草之类。人壮气实，火盛癫狂者，可用正治或硝水、冰水与之。虚火盛狂者，以生姜汤与之，若投冰水正治立死。

木通下行，泻小肠火；人中白泻肝火；芩连猪胆汁炒去肝胆之火；黄柏加细辛，泻膀胱之火；青黛能收五脏之郁火；玄参能泻无根之游火，又能清氤氲之气；小便即童溺也降火极速；山栀能降火，从小便泄去，其性能屈曲下行，人所不知。

气有余便是火。气从左边起者，肝火也；气从脐下起者，阴火也。热从脚下起入腹者，虚之极也，盖火起涌泉，此病十不救一，治法以四物汤加降火药服之，以附子末津调，覆涌泉穴妙。

饮酒人发热难治，不饮酒人因饮酒发热亦难治。

轻手按之热甚，重手取之不甚，此热在肌表，宜清之，地骨皮、麦门冬、竹茹之类。

烦躁者，气随火升也。

附　方

黄连解毒汤　治证见伤寒门，能泻实火。

黄连去毛　黄芩　黄柏去皮　山栀各等分

上剉，每贴水一钟，煎半钟，热服。

左金丸　治肝火。

黄连六两，去芦　吴茱萸汤煮少沸，一两

上为末，粥丸，白术、陈皮煎汤下。

大补丸　治阴火。

黄柏去皮，酒炒褐色

上为末，粥丸或水丸，白滚汤送下。

抑青丸　治肝火。

黄连去芦，姜汁炒

上为末，粥丸，白滚汤送下。

清金丸　治肺火。

黄芩用枯者，酒炒

上为末，水丸，白滚汤送下。

泻心汤　治心热。

黄连去芦

上为末，每服二钱，白滚汤调下。

泻青丸　治肝热。

当归　龙胆草　川芎　山栀　大黄　羌活　防风各等分

上为末，炼蜜为丸，如梧桐子大。每服一二十丸，白滚汤送下。

泻黄散　治脾热。

藿香去梗，五钱　山栀一两　石膏五钱　甘草三两　防风二两

上为末，略炒，用蜜酒调白滚汤送下。

导赤散　治小肠实热。

生地黄　木通去皮节　甘草　淡竹叶各等分

上剉一贴，水一钟，煎半钟，温服。

滋肾丸 治肾热。

肉桂一钱 黄柏去皮，酒炒 知母去毛，酒炒，各二两

上为末，滴水为丸，辰砂为衣。每服三四十丸，空心汤下。

泻白散 治肺热。

桑白皮 地骨皮去心，各一两 甘草五钱

上为末，白汤调下。

三补丸 治诸热而能补。

黄芩去腐 黄连去芦、毛 黄柏去皮

上为末，水丸如绿豆大。每服四五十丸，白汤下。

火郁汤 治四肢热，五心烦热。因热伏土中，或血虚得之，胃虚多食冷物，抑遏阳气于土中。

羌活 升麻 葛根 芍药 人参各五钱 柴胡去芦 甘草炙，各二钱 防风二钱五分

上剉一贴，葱白三寸，水一钟，煎半钟服。

升阳散火汤 治男子妇人四肢发热，筋骨扪热，表热如火燎于肌肤，扪之烙手。此病多血虚而得，或胃虚过食冷物，郁遏阳气于脾土，并宜服。

升麻 葛根 羌活 独活 白芍药 人参各五钱 甘草炙，二钱 柴胡三钱 防风二钱五分

上剉，每服五钱，水煎服，忌生冷物。

凉膈散 治伤寒表不解，半入于里；下证未痊，可下后，燥热怫结于心，内烦，懊恼不得眠，脏腑积热，烦渴，头昏，唇焦，咽燥喉痹，目赤，口舌生疮，咳唾稠黏，谵语狂妄，肠胃燥涩，便溺闭结，风热壅滞，发斑，惊风，热极黑陷将死。

连翘一两 山栀子 大黄 薄荷叶 黄芩各五钱 甘草一两

朴硝二钱半

上剉一两，水一钟，蜜少许，煎服。

四君子汤　治气虚火见脾胃门。

四物汤　治阴虚火见妇人门。

第八　郁

夫郁者，气之滞也。人身以气血冲和而运乎百骸，斯无病矣。若夫七情内中，六淫外侵，气道阻滞，结聚不得发越，升降失常，故曰郁也，皆气之使然耳。至如郁久而能成病，或病久而能成郁者有之。《内经》立有五郁之治：木郁达之，令吐，条达也；火郁发之，令汗，疏散也；土郁夺之，令下，无壅滞也；金郁泄之，令渗泄，解表利小便也；水郁折之，令抑之制其冲逆也。惟诸火郁不同，当看何经而治之。戴氏又明六郁之证有气、湿、热、痰、血、食也，亦当参用。

主　方

抚芎　陈皮各一钱　甘草五分　香附米童便浸，炒，八分　神曲炒，一钱　青橘叶六片　山楂子一钱　苍术米泔浸，炒，八分

气郁者，胸胁痛，脉当沉涩，倍香附、苍术、抚芎。

湿郁者，周身走痛，或关节痛，遇阴寒则发，脉当沉细，宜加白芷六分、防风去芦，六分。

热郁者，目瞀，小便赤，脉当沉数，宜加山栀仁酒炒，八分、青黛六分、黄连酒炒，八分。

痰郁者，动则喘，寸口脉沉滑，加海粉一钱、半夏汤泡，八分、蒌仁去壳，八分、枳壳炒，七分、白茯苓八分、生姜三片。

血郁者，四肢无力，能食，大便红，脉沉，加桃仁去皮尖，杵，一钱、青黛六分、红花酒洗，五厘。

食郁者，嗳酸，腹饱不能食，左寸脉平和，右寸脉紧盛，加大麦芽炒，杵，八分、山楂肉一钱、砂仁杵，八分。

附　方

越鞠丸　解诸郁。

香附童便浸，炒　苍术米泔浸，炒　神曲炒　川芎　山栀酒炒，各等分

上为末，水丸如绿豆大。每服四五十丸，白汤下。

第九　痰

痰者，乃津液所化，湿热熏蒸而成也，随气升降，无所不至。夫痰之为病，不可胜数，百病多中于痰，而痰多中于病者有矣，故云诸病寻痰火而治，亦谓此也。痰脉多应于滑。

主　方

若因房劳过度，此为虚痰，宜用四物汤加马兜铃、瓜蒌仁、五味子、阿胶、贝母、知母、竹沥、姜汁之类。

若素有火而生痰者，此为热痰，宜用二陈汤加黄芩、贝母、天花粉、玄参、知母、桔梗、连翘、山栀、竹沥、童便、姜汁之类。

若因内外受湿而生痰者，此为湿痰，宜用二陈汤加苍术、黄芩、香附之类。

若因内伤饮食，余积不化而生痰者，此为食积痰，宜用二陈汤加山楂子、大麦芽、神曲、枳实之类。

若因外感风寒而生痰者，此为风痰，宜用参苏饮。

若因血少气盛，热郁在里，吐咯难出或成块者，此为老痰，宜用二陈汤加海石、瓜蒌、香附、五倍子、竹沥、姜汁之类。

若因精血亏少，不能制火，热极似水，凝结清冷，此为寒痰，实非寒也，宜用二陈汤加苍术、川芎、香附、黄芩、桔梗之类。

若因脾胃虚损，不能运化精微而生痰涎，似桐油状，切不可用攻痰之剂，宜用二陈汤倍加白术、麦芽之类。

若因火气炎上，痰结喉咙之间如梅核状，咯不能出，咽不能下，宜用四物汤加瓜蒌仁、海石、黄芩、桔梗、甘草、连翘，少佐以朴硝之类，节斋化痰丸可用。

若因痰在膈上，元气实而脉浮者宜吐，胶固稠黏者亦宜吐，在经络者亦宜吐，吐中就有发散之义。吐时先以布帛勒腰，于无风处行之。

痰在胁下，非白芥子不能达；痰在四肢，非竹沥不行；痰在皮里膜外，非竹沥不除；气虚之人有痰，非竹沥不开。

痰因火盛逆上，治火为先，白术、黄芩、石膏之类；久病阴火上升，津液生痰不生血，宜补血制相火，其痰自除。

痰成块，咯吐不出，气郁滞者难治。

枳实泻痰，能冲墙壁，黄芩假其下火也；天花粉大能降上膈热痰；海粉热痰能降，湿痰能燥，顽痰能消。

人中黄，饭丸绿豆大，每服十丸，白汤下，能降阴火、消痰、治食积。

附　方

二陈汤　治痰饮为患，呕吐，恶心，头眩，心悸，中脘不快，或食生冷，饮酒过度，或脾胃不和并宜服之。

半夏汤泡，六两　橘红三两　白茯苓三两　甘草炙，一两五钱

上剉，每服一两，姜七片，水一钟，煎服。

润下丸　降痰最妙。

陈皮半斤，去白，以盐水拌，煮干炒燥　甘草一两，炙

上末，蒸饼，丸绿豆大。每服三五十丸，温汤下。

青礞石丸　化痰。

半夏汤泡　黄芩　风化硝三钱，提净者冬月袋盛，风中化之　白茯苓去皮　南星炮　青礞石敲碎，称硝等分，同煨金色，另研。前药俱等分

上为末，神曲糊丸，如梧桐子大，每服三五十丸。此药重在风化硝。

节斋化痰丸　治热痰吐咯难出及虚痰劳嗽，酒痰，顽痰，诸般咳嗽并皆治之。

黄芩酒炒，一两　海粉一两　橘红去白，一两　天门冬去心，一两　连翘去梗，五钱　桔梗去芦，五钱　芒硝二钱　香附去毛，盐水，五钱　青黛五钱　瓜蒌仁去壳取肉，另研，一两

上为极细末，炼蜜为丸，如小龙眼大。每服一丸，放口内噙化，不拘时服。

瓜蒂散　吐痰。

瓜蒂炒　赤小豆等分

上末，香豉一合，水二钟，煮作稀粥，去渣，取三分之一和末一钱顿服，不吐少加，得快吐乃止。

稀涎散　吐痰。

白矾一两　猪牙皂角四条，去皮

上为末，每服七八钱，白汤灌下，以吐乃止。

第十　咳　嗽

咳嗽者，脾有湿，肺受伤也。节斋言：咳谓有声，肺气伤而不清；嗽谓有痰，脾湿动而生痰。此论咳嗽之本原，未必不

由脾肺而作也。殊不知咳嗽之为病有许多证候，复具于后，以俟应病便处。

主　方

或因内损精血，阳炎偏胜，水不制火而咳嗽者，脉当洪数而无力，治宜滋肾清肺，四物汤加黄柏、知母、黄芩、瓜蒌仁、贝母、甘草之属，可与痰条、虚损类互相参用。

或者气恼及奔力，诸般动火而咳嗽，脉洪滑而涩者，宜顺气清肺，香附、桔梗、连翘、黄芩、贝母、天花粉、马兜铃、橘红、甘草之属。

或因饮食伤积生痰而咳嗽，脉紧盛而滑者，宜用二陈汤加山楂、大麦芽、枳实、贝母、神曲、生姜之类。

或因外感伤寒、伤风而咳嗽者，宜参苏饮加天花粉、贝母、知母之属，此是外感风邪，初时只宜发散，得汗而咳嗽自止矣。

喘嗽遇冬则发，此寒包热也，解表热自除，枳壳、桔梗、麻黄、防风、陈皮、紫苏、木通、黄芩。严寒嗽甚，加杏仁，去黄芩。

感冷则嗽，膈上有痰，二陈汤加炒枳壳、黄芩、桔梗、苍术、麻黄、木通之属。

风寒郁热于肺，夜嗽者，二拗汤加知母；脉大而浮，有热，加黄芩、生姜。

火者，戴氏谓有声、痰少、面赤者是也，主降火清金化痰，黄芩、海石、瓜蒌、青黛、桔梗、半夏、香附、诃子、青皮之类。

干咳嗽者系火郁之甚，难治，乃痰郁火邪在肺中，用苦梗以开之。下用补阴降火，不已则成痨，须行倒仓法。此证多是不得志者有之。

有痰因火逆上者，必先治其火，然亦看痰火孰急，若痰急则先治痰也。

咳嗽声嘶者，乃血虚受热，用青黛、蛤粉，蜜调服之。

痰者，戴氏谓嗽动有痰声，痰出嗽止者是也，宜治痰，节斋化痰丸可用见痰门。

肺胀者，戴氏谓动则喘满，气急息重者是也，主收敛。肺因火伤极，遂成郁遏胀满，用诃子为主，佐以海粉、香附、青黛、杏仁之类。不得眠者难治。

早辰嗽多者，此胃中有食积，至此时火气流入肺中，以知母、地骨皮降肺火。上半日嗽多者，胃中有火，贝母、石膏降之。午后嗽多者，属阴虚，四物加知母、黄柏降其火。黄昏嗽多者，火气浮于肺，不宜用凉剂，以五味子、五倍子敛而降之。

嗽而胁痛者，宜以青皮疏肝气，后以二陈汤加香附、青黛、姜汁之类。

嗽而心烦，六一散加辰砂。

嗽而失声，闰肺散，诃子、五倍子、五味子、黄芩、甘草等分为末，蜜丸噙化。

寒热交作而痰嗽者，小柴胡汤加知母、贝母之类，一方加芍药、五味、桑白皮。

凡嗽，春是春升之气；夏是火炎上，最重；秋是湿热伤肺；冬是风寒外束。

治嗽用诃子，味酸苦，有收敛降火之功。五味收肺气，乃火热必用之剂。杏仁散肺气风热，然性实有热，因于寒者为宜。桑白皮泻肺气，然性不纯良，用之多者当戒。马兜铃去肺热、补肺。生姜辛能发散。瓜蒌甘能补肺，润能下气，胸有痰者，以肺受火迫，失降下之令，今得甘缓润下之助，则痰自降，宜其为治痰之要药也。

附　方

琼玉膏

生地黄四斤　白蜜一两　人参六两　白茯苓十三两

上以地黄捣汁和蜜，以参苓为末，拌入蜜汁，用瓶贮，以纸箬包其口，用柴桑火熬煮三昼夜，取出再换蜡纸包封十数重，沉井底一昼夜，取起再如前蒸煮一日，白汤点服，须于鸡犬不闻处制之。

三拗汤

麻黄不去根节　甘草生　杏仁不去皮尖

上剉，每服五钱，姜五、枣一水煎，取痰清乃止。

五拗汤见喘门，**二陈汤**见痰门，**四物汤**见妇人门，**六一散**见暑门，**参苏饮**、**华盖散**俱见伤寒门。

第十一　哮

哮者，窍隙气声之名也。此病多感于幼稚之时，呼吸急促，客犯盐醋，渗透气脘，津液不清，郁积成痰，窒塞道路，不得舒畅，所以作声也，故名曰哮。丹溪专主于痰，多用吐法。愚以施于初起之时，禀受壮者可行而愈，恐久者或不能取效也，虽用吐法暂得一时之快，复来依然如旧矣，必须淡食薄味，行气消痰，庶或见效。

主　方

陈皮去白，一钱　甘草五分　白茯苓一钱　半夏汤泡，去皮脐，二钱　枳壳炒，八分　桔梗去芦，七分　贝母去心，一钱　海粉一钱　细辛二分　香附盐水炒，六分上剉一服，姜水煎。

一法用吐者，细叶马蹄香一握，姜一小片，杵碎，用米饮汤调和，绞去渣，温服，用鹅翎探吐。

一方，以诃子为末，白芥子蒸熟捣丸服之。

一方，青金丸，治哮喘遇厚味发者。用萝卜子淘净蒸熟，晒干为末，姜汁浸，蒸饼，为细丸。每服三十粒，津下。

第十二　喘

夫喘急者，肺气为火所迫也。此病多起于哮，夫哮久则伤肺，肺既受伤，不能统摄诸气，腠理开泄而风邪易入，则为气急而奔喘者有之。又有阴火炎上而喘者，惟少痰，声不甚太急；又有气虚者，短气不足发息；又有平素痰火在胃，郁遏肺气，不能升降，当分痰火多少而治，痰多则声响而满闷，火多则气逆而乍退，大抵痰火者得食则已，食后则喘；又有胃虚而喘者，抬肩撷肚，喘而不休。以上诸证当审查明白，则庶无差误矣。

主　方

陈皮一钱，去白　甘草五分　白茯苓一钱　半夏汤泡，一钱　枳壳炒，八分　桔梗去芦，八分

哮喘者，加杏仁去皮尖，研，一钱、麻黄去节，六分、干葛六分。

阴虚者，去半夏，加四物、贝母去心，一钱、瓜蒌仁去壳，一钱，杵、黄芩酒炒，一钱。

气虚者，加人参去芦，八分、苏子炒，杵，六分、北五味六粒、阿胶麸炒，一钱。

痰盛者，加杏仁去皮尖，研，一钱、天花粉八分、连翘六分。

火盛者，宜温劫之，千缗汤可用。

胃虚者，加人参去芦，一钱、白术一钱、黄芪蜜炙，一钱。

痰多倍痰药，火多则从治，盖火盛者不可骤用寒凉故也。

凡久喘，未发时以扶正为主，已发攻邪为主。

喘急甚者不可用苦寒药，火盛故也，宜温劫之后，因痰治痰，因火治火。

所用阿胶宜分虚实，若久病发喘必是肺虚，故用阿胶、人参、五味之类补之，若新病气喘而实者，宜用桑白皮、葶苈泻之。

气实人因服黄芪过多而喘者，宜用三拗汤泻之。

附　方

千缗汤　治痰喘不能卧，人扶而坐，数日一服而安。

半夏七个，炮制，每个破四片　南星一个，炮制，破四片　甘草炙，一寸　皂角一寸，炙，去皮、弦、子

上剉，加生姜一指大，水一钟，煎半钟，温服。

导痰汤　治一切痰涎壅盛，胸膈留饮，痞塞不通，气喘不息。

白茯苓一钱　南星炮，二钱　枳壳炒，二钱　甘草炙，五分　半夏炮，二钱　陈皮去白，一钱五分

上剉一贴，姜五片，水一钟，煎服。

苏子降气汤　治虚阳上攻，气不升降，上盛下虚，痰涎壅盛。

川归去芦　陈皮　半夏曲　肉桂　前胡去芦　紫苏子微炒　甘草炙，各二钱　厚朴去皮，姜汁炒，一钱五分

上剉一贴，姜三片，枣一枚，水煎服。

五拗汤　治感冒风邪，鼻塞声重，语音不出，咳嗽喘急。

荆芥穗二钱　桔梗去芦，一钱　麻黄去根节，二钱　甘草六分　杏仁去皮尖，研，二钱五分

上剉一贴，姜三片，水煎服。

四磨饮 治七情郁结，上气喘急。

沉香 乌药 枳壳 槟榔等分

上前药用白滚汤各磨汤内饮之。

二陈汤见痰门

第十三 疟

节斋论疟是风暑之邪，有一日一发，有二日一发，有三日一发，有间一日连二日发，有日与夜各发；有有汗，有无汗；有上半日发，有下半日发，有发于夜者。治法：邪从外入宜发散之，然以扶持胃气为本，又须分别阳分阴分而药。邪疟及新发者可散可截，虚疟及久者宜补气血。若过服截药，致伤脾胃，则必延绵不休。

主 方

柴胡去苗 白术各一钱半 苍术泔浸，一钱。以上三味虚疟必用之 干葛一钱五分 陈皮七分 甘草炙，五分

若一日一发及午前发者，邪在阳分，加枯黄芩、茯苓、半夏各一钱。热甚头痛再加川芎、软石膏各一钱，口渴加石膏。

若间日或三是日发，午后或夜发者，邪入阴分，加川芎、当归、芍药酒炒、熟地、知母酒炒，各一钱、红花酒洗、黄柏酒炒、升麻各四分提起阳分，方可截之。

若间一日连发二是日，或日夜各发者，气血俱病，加人参、黄芪、白茯苓各一钱以补气，川芎、当归、白芍药、地黄各一钱以补血。

阳疟多汗，用黄芪、人参、白术以敛之；无汗，柴胡、苍术、白术、黄芩、干葛以发之。

若阴疟多汗，用当归、白芍药、熟地黄、黄芪、黄柏以敛之；无汗，柴胡、苍术、川芎、红花、升麻以发之。故曰：有汗者要无汗，扶正为主；无汗者要有汗，散邪为主。

若病人胃气弱，饮食少，或服截药伤脾胃而少食者，加人参一钱半、芍药酒炒、大麦芽各一钱。

若伤食痞闷或有食积者，加神曲、麦芽、枳实各炒，一钱、黄连炒，五分。

若欲截之，加槟榔、黄芩、青皮、常山各一钱、乌梅肉三个。

若痰盛，加姜制半夏、南星、枳实各一钱、黄芩炒、黄连各六分。

若日久虚疟，寒热不多，无寒而但微热者，邪气已无，只用四君子合四物汤加柴胡、黄芩、黄芪、陈皮以滋补气血。

附　方

人参养胃汤　治疟疾，外感风寒，内伤生冷，憎寒壮热。

厚朴去皮，姜制　苍术米泔浸，炒，各一两　橘红七钱半　藿香叶去土　草果去壳　人参去芦，各五钱　甘草二钱半　半夏汤泡，一两①

上剉，每服四钱，水一钟半，姜七片，乌梅一个，煎六分，热服。

四兽饮　治五脏气虚，喜怒不节，致阴阳相胜，结聚涎饮，与卫气相搏，发为疟疾。

人参去芦　白术　茯苓去皮　橘红　半夏汤洗　草果仁　乌

① 一两：原脱，据《太平惠民和剂局方》"人参养胃汤"条补。另，《太平惠民和剂局方》人参养胃汤有"茯苓半两"。

梅各等分　甘草炙，减半　生姜　枣子

上㕮，以盐少许淹食，顷用厚皮纸裹了，以水湿之，慢火炮，令香熟，焙干。每服半两，水二钟，煎六分，未发前并进数服。

清脾饮　治脾疟，脾脉来弦数，但热不寒，或热多寒少，口苦咽干，小便赤湿。

甘草炙　青皮去穰　厚朴姜制　白术　半夏汤泡　黄芩　草果仁　柴胡去芦　茯苓去皮，各等分

上㕮，每服四钱，水一钟，姜五片，煎服。

七宝饮　治一切疟疾，无问寒热多少，及山岚瘴气，寒热如疟。

厚朴姜制　陈皮　甘草炙　草果　常山　槟榔　青皮各等分

上每服五钱，水一钟，酒一盏，煎半钟，露宿，空心下。

小柴胡汤见伤寒门

第十四　霍　乱

霍乱者，吐泻不宁之谓也，脉当沉伏或绝。盖因内有所积，外有所感，阴不升，阳不降，乖格而成。先心痛则先吐，先腹痛则先泻，心腹齐痛，吐泻并作，甚则转筋，皆因饮食所伤。治宜温暖，亦有可吐者。又有干霍乱一种，忽然心腹绞痛，欲吐不吐，欲泻不泻，俗谓之绞肠沙是也，宜探吐之，吐中就有发散之义。此二证治法大同小异耳，但即愈之后，切勿与谷食，虽米饮食之立死，须待一二时辰许，饥甚方可与稀粥，此丹溪之至论也。

主　方

陈皮二钱　半夏汤泡，一钱　白茯苓一钱　甘草五分　苍术泔

炒，八分　厚朴姜制，八分　藿香六分　砂仁五分　生姜三片　香附盐水炒，八分

转筋加红花酒洗，五厘、川芎八分。

饮食伤积，即时猝痛，急用淡盐汤探吐之，吐后照前主方加山楂一钱、麦芽炒，杵，一钱、枳实八分、木香另磨，二分，和药汁。

外感风寒加干葛八分、川芎八分、白芷八分。

干霍乱，虽死在须臾，升降不通故也，盐汤探吐提其气，刺少商、委中出血最要，前方加木香二分，另磨。

前证霍乱亦刺二穴出血尤妙。

转筋，男子以手挽其阴，女子以手牵其乳，近两旁，此《千金》妙法也。

洗法：治霍乱转筋，蓼一把，水煮，薰洗。无蓼，汤渍亦妙。

附　方

姜附汤见伤寒门，**六和汤**见暑门。

第十五　泻

《内经》论有五泄之证：胃泄者，饮食不节，色黄；脾泄者，腹胀满，泄注，食即呕逆；大肠泄者，食已窘迫，大便色白，肠鸣切痛；小肠泄者，溺而便脓血，小腹痛；大瘕泄者，里急后重，数至圊，不能便，茎中痛。丹溪论泄泻属湿，属气虚，有火，有痰，有食积。戴氏又从而分辨之：凡泻水，腹不痛者，湿也；饮食入胃不住，完谷不化者，气虚也；腹痛，泻水，肠鸣，泻一阵痛一阵者，火也；或泻或不泻，或多或少者，痰也；腹痛甚，而泻后痛减者，食积也。大抵泄泻多主于脾治，

宜分利为要，然后当参诸证，兼而治之，罔不效矣。

主　方

猪苓八分　泽泻一钱　茯苓八分　苍术米泔浸，炒，八分　陈皮八分　甘草五分

胃泄完谷不化者，加白术陈壁土炒，八分、川厚朴姜汁炒，八分、人参六分、升麻三分。湿泻者，加白术炒、厚朴制、木香各六分。

脾泄及泻水，腹不痛者，加白术陈壁土炒，八分、莲子去心，七个、白扁豆炒，杵，八分、山楂子一钱、大麦芽炒，一钱、神曲炒，八分、半夏汤泡，姜汁炒，八分、川芎六分、白芍药酒炒，八分。

大肠泄者，即谓之痢疾，湿热伤气分，其色白也，当从痢疾条治之。

小肠泄者，亦谓之痢疾，湿热伤血分，其色赤也，亦当从痢疾条治之。

或云溺血者，则茎中痛，当从溺血治之，与赤痢无干也。既云小腹痛，便脓血，则为内实，痢疾之证明矣。食积加山楂、大麦芽炒，杵，各一钱、木香另磨、砂仁研，各六分。

大瘕泄者，古书谓之肾经受邪，即今之痢疾是也，亦有本证方治，临宜裁处。

火泻者，宜加黄芩八分、木通八分。

痰泻者，加海石八分、青黛八分、神曲炒，八分。

有气虚下陷者，宜升提之，加升麻三分、防风去芦，六分、人参三分、白术八分。

有纯泻水者，加香薷一钱、白扁豆炒，杵，一钱、木瓜八分、木通去皮，八分、砂仁六分、木香八分。

夏月水泻者，宜用六和汤或五苓散。

附　方

五苓散　治中暑烦渴，身热头痛，霍乱吐泻，小便赤涩淋。

泽泻三钱　肉桂五分　白术八分　猪苓二钱五分　茯苓一钱

上剉，作一贴，水一钟，煎服。

清六丸　治泻。

六一散七两　红曲五钱

上炊饼丸。

六和汤见暑门

第十六　痢　疾

节斋论痢是湿热及食积，三者别赤白青黄黑五色以属五脏。白者，湿热伤气分；赤者，湿热伤血分；赤白相杂，气血俱伤；黄者，食积。治法：泻肠胃之湿热，开郁结之气，消化积滞，通因通用。其初只是下之，下后未愈，随证调之，痢稍久者不可下，胃虚故也。痢多属热，亦有虚与寒者，虚者宜补，寒者宜温。年老及虚弱人不宜下。

主　方

黄芩炒，一钱半　黄连炒，一钱半　白芍药炒，二钱。以上三味，痢疾必用之　木香　槟榔一钱　枳壳炒，各一钱半　甘草炙，三分。初欲下之，加大黄一钱

若腹痛，加当归一钱半、缩砂一钱，再加木香、芍药各五分。

若白痢，加白术、白茯苓、炒滑石、陈皮各一钱半，兼食积加山楂子、枳实各一钱。

若红痢，加当归、川芎、桃仁各一钱半以理血，滑石、陈皮、苍术各一钱以理气，有食积加山楂、枳实。

若白痢久，胃弱气虚，或下后未愈，减黄连、芍药各七分，加白术一钱半、黄芪、茯苓、陈皮各一钱、砂仁五分，去槟榔、枳壳，加炙干姜三分。

若红痢久，胃弱血虚，或下后未愈，减芩、连各五分，加当归、川芎、熟地黄、阿胶珠、陈皮各一钱、白术一钱。

若色赤黑相杂，此湿胜也，及小便赤涩短小，加木通、泽泻、茯苓各一钱、山栀仁炒，五分以分利之。

若血痢，加当归、川芎、生地黄、桃仁、炒槐花各一钱，久不愈，减芩、连各七分，去槟榔、枳壳，再加阿胶珠、侧柏叶各一钱半、炒黑干姜一钱、白术、陈皮各一钱。

若痢已久而后重不去，此大肠坠下，去槟榔、枳壳，用条实黄芩，加升麻一钱以升提之。

若呕吐，食不得下，加软石膏一钱半、陈皮一钱、山栀仁炒，五分，入生姜汁缓呷之，以泻胃口之热。

有一样气血虚而痢者，用四物汤加人参、白术、陈皮、黄连、黄芩、阿胶之类以补之而痢自止。

若得痢而误服温热止涩之药，则虽稍久亦宜前法以下之，下后方调之。

若得痢便用前正法下之而未愈，又用前调理法治之而久不愈，此属虚寒而滑脱，可于前虚补、寒温二条择用，更加龙骨、赤石脂、罂粟壳、乌梅肉等收涩之药。

若痢，咳逆者，从咳逆门治。

附　方

木香导气汤　治一切红白黑痢，里急后重，欲去不去等证。

白芍药八分　黄芩一钱五分　黄连一钱五分　木香另研，六分　大黄钱五分　川归三分　枳壳炒，八分　滑石研，一钱　砂仁研，三分　槟榔六分

上作一贴，姜一小片，水一钟半，煎至八分，热服。

黄芩芍药汤　治泄痢腹痛，或后重身热久不愈，及下利脓血。

黄芩一两　芍药一两　甘草五钱

上㕮，每服五钱，水煎服。如痛，则加桂少许。

香连丸　治久痢，赤白脓血不止，里急后重。

木香四两　黄连二十两，用吴茱萸同炒，去萸

上为末，醋糊丸，梧桐子大。每服三十丸，白汤下。

丹溪谓：噤口痢，胃口热甚故也。用黄连三钱、人参一钱煎汁，终日呷之，如吐再吃，但得一口下咽便好。又用田螺，捣，置脐中，以引下其热。胃口热结，当开以降之，人不知此，多用温药甘味，以火济火，以滞益滞也。亦有误服热毒之药犯胃者，当推明而祛其毒。

不治证：下痢纯血者，如尘腐色者，如屋漏者，大孔如竹筒者，唇如朱红者，俱死。如鱼脑者，身热脉大者，俱半死半生。

第十七　呕　吐

呕谓有声，属气病；吐谓有物，属血病；呕吐者，有声有物，气血俱病也。呕则有声，哕谓欲呕不呕之为哕也，病出一体，皆因胃气不行。假令食在气上，气升则食自降，当和中行气，随所见之证治之。

主　方

陈皮一钱　茯苓一钱　半夏姜炒，一钱　香附盐水炒，八分　藿香六分　甘草三分　神曲炒，八分　生姜五片

若因痰隔中焦而呕吐者，脉当沉滑，加贝母去心，八分、枳壳炒，八分、桔梗去芦，八分、苍术泔浸，炒，八分、川芎八分，亦当探吐以提其气。

若因胃中有热而呕吐者，脉当洪实，加黄连、栀子俱姜汁炒，各八分、砂仁八分。

若因怒气相干而呕吐者，脉当弦涩，加川芎、芍药酒炒，各八分、吴茱萸六分、川黄连酒炒，八分，倍生姜。

若因久病胃弱而呕吐者，脉当弦缓，加扁豆炒，杵，八分、山楂子一钱、红豆六分、白术四分。

若因饮食过伤而呕吐者，脉当气口紧盛，加川芎八分、大麦芽炒，八分、山楂肉一钱、砂仁八分，或可探吐之。

若饮酒之人早晨作呕者，脉当洪滑，加干葛八分、吴茱萸六分、苍术泔炒，六分、泽泻六分。

若因夏月感暑热作呕者，宜用六和汤。

附　方

回生汤　治呕吐。

陈皮　藿香各等分

上剉，每服六钱，姜五片，水一钟，煎半钟，频服。

不换金正气散　治呕吐不止。

藿香叶一两　陈皮去白，一两　厚朴姜制，二两　苍术米泔浸，炒，二两　甘草炙，二两　半夏汤泡，三两

上剉，每服五钱，姜五片，枣一枚，水一钟，煎服。

生姜橘皮汤　治干呕、哕，或致手足厥冷。

橘皮四两　生姜半斤

上剉，水煎服。

第十八　噎　膈

丹溪论噎病生于血干，血液俱耗，胃脘干槁。其槁在上，近咽之下，水饮可行，食物难入，或可少食，名之曰噎；其槁在下，与胃相近，食虽可入，难尽入胃，良久复出，名之曰膈，又曰反胃。名虽不同，病出一体。盖因病之初起，内伤七情，外感风寒，而致痞满、嗳酸、嘈杂等证，医用《局方》辛香燥热之剂投之，暂得一时之快，殊不知病本日深，遂成斯证矣。此病属血虚、气虚、有热、有痰，各从其类而治之。愚谓气血虚者，则胃脘干槁，治之尤难，若夫痰热者，治之庶或见效。

主　方

白术一钱五分　陈皮八分　甘草炙，五分　半夏汤泡，姜汁炒，八分　白茯苓一钱　川芎六分　山楂子一钱　大麦芽炒，杵，八分

血虚者，脉数而无力，加当归四分、白芍药酒炒，六分、红花酒洗，五厘。

气虚者，脉大而无力，加人参去芦，八分。

热者，脉洪而紧，加黄连酒炒，八分、童便一盏。

痰者，寸关脉沉或滑，加贝母八分、桔梗六分、竹沥一盏、姜汁少许。

气结滞者，寸关脉沉而涩，加香附米童便浸，炒，六分、柴胡去芦，六分、青橘叶四片、红花酒洗，二厘，沉香降气散可用。

有饮酒人痰火在胃者，加瓜蒌去壳，八分、干葛六分、甘蔗汁一盏、竹沥一盏、姜汁少许。

有积血者，当消息去之，加韭汁半盏、桃仁去皮尖，研，一钱。

有阴火炎上，作阴虚条治。

张鸡峰曰：噎当是神思间病，惟内观自养，可以治之。此言深中病情。

不治证：粪如羊屎者不治，大肠无血故也。戴氏又谓：气血俱虚者，口中多出沫，但见沫大出者必死。

附　方

五膈宽中散　治七情、四气伤于脾胃，以致阴阳不和，胸膈痞满，停痰气逆，遂成五膈之病，一切冷气并治之。

丁香五钱　香附米童便浸，炒，二两　甘草炙，五两　砂仁研，二两　木香二两　青皮去白，三两　陈皮去白，二两　厚朴姜制，一斤

上为末，每服一钱，盐汤调服。

沉香降气散　治七情噎膈见诸气门。

第十九　咳　逆

丹溪谓咳逆者，气逆也，气自脐下直冲上，出于口而作声之名也。人之阴气依胃为养，胃土伤损则木侮之，阴为火所乘，不得内守，木挟相火，故直冲清道而上，乃阴虚之甚也。有痰、有气虚、有阴火，宜分辨而治之。

主　方

莲子去心，七个　白扁豆一钱　连翘六分　香附米盐水浸，炒，八分　陈皮一钱　甘草炙，六分　川芎　白芍药酒炒，各八分

痰者，加半夏姜炒，八分、白茯苓八分、贝母去心，八分。

气虚者，加人参去芦，八分、白术去芦，一钱、白茯苓八分。

阴火者，加黄连酒炒，八分、黄柏酒炒，六分、滑石研，一钱。

若痢，咳逆者，加滑石研，一钱、桃仁去皮，研，一钱、枳壳八分。

久痢，咳逆者，加黄连姜炒，一钱、木香另磨，三分、枳壳炒，八分。

饮食后咳逆者，加山楂一钱、大麦芽炒，一钱、茯苓一钱。

附　方

橘皮干姜汤　治呕哕咳逆。

人参去芦，一两　通草　橘皮　干姜　官桂　甘草各等分

上剉，每服一两，水一钟，煎半钟，温服。

灸法：妇人屈乳，头向下尽处骨间是穴，丈夫及乳小者以一指为率正，男左女右，与乳相直间陷中动脉处是穴，艾柱如赤、绿豆大，灸三壮。

第二十　嗳　气

嗳气者，胃中有痰、有火也，用二陈汤加香附、栀子、黄连、枳壳，或丸或汤服之。

第廿一　吞酸附吐清水

夫酸者，食物郁积而成也。盖吞酸与吐酸不同，吐酸是湿热郁于肝，出于胃，随气上升而吐出酸水也。其有积久不能自涌，伏于肺胃之间，咯不得上，咽不得下，肌表得风寒则内郁，甚而酸味刺心，肌表得温暖则腠里开发而暂解，或有投以香热汤丸而暂愈。殊不知本热而标寒，世人误认以为寒，愈劫而愈甚，遂成噎膈不救者多矣。然虽有二者之分，而病本则一也。

治宜开其郁热，少佐热药为向导，则气和而愈矣。

主　方

陈皮一钱　苍术泔炒，八分　白茯苓　半夏汤泡，各一钱　山栀仁姜炒　黄连姜炒　黄芩酒炒　神曲炒，各一钱　甘草六分　吴茱萸八分　香附米童便浸，炒，八分

吐酸者，加山楂子杵，一钱、白扁豆炒，杵，八分、木香另磨，三分。

挟食者，加山楂肉一钱、大麦芽炒，杵，一钱、砂仁研，八分。

食郁有痰者，加南星炮，一钱。

治吞酸或宿食不化，用生料平胃散苍术、厚朴俱不制，加神曲、麦芽俱炒，姜水煎服。

治酸必用茱萸，顺其性而折之。

治酸宜节厚味，必蔬食自养则病易安。

吐清水，用苍术陈壁土炒、茯苓、滑石炒，研、白术、陈皮煎服。

附　方

茱萸丸　治吞酸吐酸。

黄连陈壁土炒，一两　陈皮五钱　苍术七钱半　茱萸去梗，五钱　黄芩陈壁土炒，五钱

上末，神曲糊丸，绿豆大。每服二五十丸，津咽下。

参萸丸　上治吞酸，下治自利又云治湿，滞气、湿热甚者，用为向导。

六一散七两，方见暑门　茱萸制，一两

上为末，饭丸。

第廿二　嘈　杂

嘈杂者，痰因火动，食郁有热也。炒栀子、姜汁黄连乃必用之药。大法用黄连、栀子、黄芩、南星、半夏、橘红，热多加青黛。肥人宜二陈汤少加抚芎、苍术、白术、栀子。若湿痰、气滞、不喜食，用三补丸加苍术倍香附。

附　方

二陈汤见痰门，**三补丸**见火热门。

第廿三　伤饮食

伤食必恶食，胸膈痞塞，闻食气则呕，乃胸中有物也。亦有头痛发热者，但身不痛耳类伤寒。气口脉必紧盛。

主　方

陈皮一钱　甘草五分　白茯苓八分　半夏汤泡，一钱　川芎八分　砂仁研，一钱　山楂肉一钱　大麦芽炒，一钱

头痛发热者，加苍术泔炒，八分、柴胡八分、黄芩八分，倍川芎。

饱闷者，倍山楂，加枳实麸炒，八分、神曲八分。

暴死暴病多有伤于食者，故经云上部有脉，下部无脉，其人当吐不吐者死，正谓此也类中风条参看。

附　方

瓜蒂散见痰门　吐食物用之，如吐不止，用甘草、葱白、白水俱能解之。

按：此方大能损伤胃气，其病势甚重，吐不出者，不得已而用之，否则不可轻用也，莫如淡盐汤吐之尤稳。

淡盐汤吐法 煎滚汤十数碗，投盐在内，尝之勿使太咸，病人任意吃之，满腹以手指或鹅翎探吐之，以吐为度。此法最好，不损胃气。

保和丸 治食积。脾胃虚者，以补药下之。

山楂取肉，二两 神曲炒 半夏汤泡 白茯苓各一两 萝卜子炒 陈皮 连翘各五钱

上末，粥丸或神曲糊丸。加白术二两名大安丸。

平胃散 治脾胃不和，不进饮食。

苍术泔炒，八两 陈皮五两 甘草炙，三两 厚朴去皮，姜汁炒，五两

上末，每服三四钱，姜枣煎汤调服，或盐汤点服。

葛花解酲汤 治酒客病，令上下分消其湿。

砂仁 白豆蔻 葛花各五分 干生姜 神曲炒 白术各二钱 木香五分 青皮去穰，三分 陈皮去白 猪苓去皮 人参去芦 白茯苓各一钱五分

上末，每服三钱，白汤调下。但得微汗则病去矣。

备急丸见秘结门 治食积。

第廿四 痞 满

痞满者，谓不通泰而聚闷也。有伤寒下早，邪气攻上而痞者；有杂病下过，脾阴亡血而痞者；有中气虚弱，不能运化精微而痞者；有饮食痰积窒塞而痞者；有湿热太甚而痞者。各依类而治之。

主 方

陈皮一钱 甘草炙，五分 白茯苓八分 半夏汤泡，姜汁炒，一钱 枳实炒，一钱 厚朴姜制，三分 黄连姜汁炒，一钱

伤寒痞者，依仲景法治。

脾虚亡血痞者，加归身三分、川芎六分、芍药酒炒，一钱、神曲炒，六分、香附米童便炒，六分、白术八分。

中气虚弱痞者，加人参八分、白术一钱、苍术米泔浸，炒，六分。

痰积痞者，加山楂子杵，一钱、大麦芽炒，杵，一钱、贝母八分。

湿热痞者，加黄芩酒炒，一钱、山栀仁酒炒，一钱、苍术泔炒，八分。

肥人多是湿饮，宜苍术、半夏、茯苓、滑石之类。

瘦人多是郁热，宜枳实、黄连、葛根、升麻之类。

痰挟血成窠囊者，用桃仁、红花、香附、大黄之类。

若痞全用气药导之，则痞益甚，甚而复下之，气愈下降，必变中满、鼓胀。又有虚实之分，实痞大便实、能食，厚朴枳实汤主之；虚痞大便利者，芍药陈皮汤主之。

附　方

消痞丸　治心下痞闷，一切所伤及积年不愈者。

干生姜二钱　神曲炒，二钱　甘草炙，二钱　猪苓二钱五分　泽泻三钱　厚朴姜制，三钱　砂仁三钱　半夏汤泡，四钱　陈皮四钱　人参去芦，四钱　枳实炒，五钱　姜黄一两　白术去芦，一两

上末，蒸饼丸，梧子大。每服五十丸至百丸，食连汤下。

失笑丸一名枳实消痞丸　治左关脉弦，心下虚痞，恶食懒倦。开胃进饮食。

干生姜一钱　麦蘖曲二钱　甘草炙，二钱　白茯苓二钱　白术二钱　半夏曲　人参各三钱　枳实　黄连各五钱

上末，蒸饼丸，梧子大。每服七十丸，食远白汤下。

消痞汤一名木香化滞汤　治因忧气郁结中脘，腹皮里微痛，心下痞满，不思饮食。

归梢四分　枳实炒　陈皮六分　干生姜六分　木香六分　柴胡去芦，七分　草豆蔻　甘草炙，各一钱　半夏一钱五分　红花少许

上剉，一贴，姜水煎服。

左金丸见火热门　治痞满。

第廿五　肿　胀

肿胀者，胃有湿，脾受伤也。胃虽受谷，脾不能运化，郁而成湿，湿热相生，遂成肿满。丹溪论治之详，其曰补中行湿利小便，固治之常法。愚谓补中二字恐未合病情，虽曰塞因塞用，施于风证无形之邪殊为切当，此则湿热有形之证而施之，未免反助病邪，不若和中，斯无背驰矣。若果气虚，温热已行，审其真的，方可补中，学宜圆变，处治不可执泥。脉当浮大者顺，沉细者逆。

主　方

陈皮　茯苓各一钱　川芎　白芍药酒炒，各八分　苍术米泔浸，炒　泽泻　黄连姜汁炒　半夏姜汁炒　木通各八分　甘草炙，三分　猪苓六分　大腹皮豆汤洗，炙，六分

肿病又有虚实之辨：以手按之，有凹不起者属虚，加扁豆八分、白术五分、当归五分、厚朴姜制，三分、木香另磨，三分；按之随手凸起者属实，加大黄酒蒸，一钱五分、枳实一钱。

若元气实，可下者，加牵牛末一钱。

先胀而后喘者治在脾，加扁豆五分、大麦芽炒，八分、枳实八分、厚朴姜汁炒，四分、木香另磨，三分。

先喘而后胀者治在肺，前方去黄连，加黄芩酒炒，八分、麦

门冬去心，六分、厚朴姜汁炒，四分、木香另磨，三分。

有热当清金，加黄芩酒炒，八分、麦冬去心，六分、厚朴姜制，三分。

气下陷，加升麻二分、柴胡去芦，五分。

气不运，加木香另磨，三分、厚朴姜汁炒，二分。

朝宽暮急属血虚，加当归身三分、红花酒洗，少许。

暮宽朝急属气虚，加人参二分、白术一钱、厚朴二分。

腰以上肿宜发汗，加苏叶八分、干葛八分、枳壳炒，八分、白芷六分，或参苏饮、十神汤俱可用。

腰以下肿宜利小便，加猪苓八分、滑石一钱、栀仁八分。

腹如蜘蛛，手足瘦者，加人参八分、白术一钱、当归四分、厚朴姜汁炒，四分。

凡肿病，视其虚实，若初病元气未伤，速当下之以去其邪，久则恐正气伤而邪气固，殆不可为。

枳壳去穰，四两，切细。一两用苍术一两同炒黄，去苍术；一两用萝卜子一两同炒黄，去卜子；一两用茴香一两同炒黄，去茴香；一两用牛膝一两同炒黄，去牛膝。止枳壳为末

上用原炒苍术四味，水二碗煎一碗，去渣，打面糊丸，梧子大。每服五十丸，米汤下。

第廿六　积块附茶癖

古书有积聚、癥瘕立名，而丹溪以积块称。夫积聚者，物滞曰积，成块而有常处；气滞曰聚，或散而来往无常也。癥瘕者，则积块之别名也。《内经》论有五积之证，曰肥气、曰伏梁、曰痞气、曰息贲、曰奔豚。丹溪列有方治，而又谓在中为痰积，在左为血积，在右为食积，此亦论积块有常处之大概也。

治法方册班班①，要之养正，其积自除，尤为稳当。

主　方

陈皮　白茯苓　川芎各八分　香附米童便浸，炒，一钱　半夏汤泡，一钱　甘草五分　苍术泔炒，六分　山楂子杵，一钱五分　连翘六分　枳实一钱　桃仁去皮，一钱　厚朴姜炒，三分

痰积，加天花粉八分、贝母八分、海粉一钱、大麦芽炒，八分，杵。

血积，加红花酒洗，一分、当归尾八分、莪术八分、昆布八分。

食积，加大麦芽炒，杵，一钱、神曲炒，一钱、木香三分，另磨和药。俟下后即当理脾进食，断厚味，远淫乐，燮养②数年，庶免再复。

水肿，脉多沉，病阳水兼阳证，脉必沉数，病阴水兼阴证，脉必沉迟。烦渴，小便赤色，大便闭，此为阳水；不烦渴，大便溏，小便少不赤涩，此为阴水也。

水肿，用山栀仁炒为末，米饮下。胃脘热，病在上，带皮用。

不治证：大便滑泄，唇黑，缺盆平，脐突，足背平，肉硬，手掌平无纹，男自下肿上，女自上肿下，不治。

附　方

舟车神佑丸　治肿胀服此药后，忌甘草。

---

①　方册班班：言典籍众多。方册，言典籍，唐·张九龄《贺赦表》："臣闻古之王政，虽在方册，将崇旧典，必俟圣君。"班班，盛多貌，《后汉书·五行志一》："车班班，入河间者，言上将崩，乘舆班班入河间迎灵帝也。"

②　燮（xiè 谢）养：调养。燮，调和。《尚书·周官》："立太师、太傅、太保。兹惟三公，论道经邦，燮理阴阳。"

大黄　大戟去心　芫花制　青皮去白　陈皮去白　黄柏去皮　槟榔各一两　甘遂制　木香各五钱　牵牛头末，四两

上为末，水丸梧子大。每服六七十丸，白汤送下。

香薷膏　治水肿甚捷，有彻上彻下之功，肺得之则清化行而水自下。

大叶香薷一斤

上水煎汁成膏，丸服，白汤下。

四妙丸　治气血凝滞，腹内蛊胀。

块是有形之物，大法咸以软之，坚以削之，行气开痰为主。

治块用海石、三棱、莪术、香附俱醋炒、桃仁、红花、五灵脂之类为丸，白术汤下。

蜀葵煎汤，入人参、白术、青皮、陈皮、甘草梢、牛膝，煎成膏，入细研桃仁、玄明粉各少许，热饮之。二服当见块下，病重须补药接之，后再行加减。

石碱去痰积、食积，洗涤垢腻同功。

瓦楞子能消血块，次能消痰。

积块不可专用下药，徒损真气，病亦不去。当消导使熔化，行死血块，块去须大补。

痞块在皮里膜外，须用补气药及香附开之，兼二陈汤，先须断厚味。

积块必须断厚味，蔬食饮食，内观自养，远去帷幕①，则病易愈矣。

茶癖，用石膏、黄芩、升麻为末，砂糖水调服。

倒仓法：用肥嫩黄牝牛肉三十斤，切成小块，去筋膜，长

---

①　帷幕：指女子居处。

流水煮糜烂，以布滤去渣滓，取净汁，再入锅中慢火熬至琥珀色则成矣。令病人预先断欲、食淡，前一日不食晚饭，设密室令明快而不通风，置秽桶及木瓦盘贮吐下之物，置一瓷盘盛所出之溺。至日，病者入室以汁饮一钟，少时又饮一钟，积数十钟，寒月则重汤温而饮之，任其吐利。病在上者，欲其吐多；病在下者，欲其利多；病在中及在上又在下者，欲其吐利俱多，全在活法而为之缓急多寡也连饮之，急则逆上而吐多，缓则顺下而利多矣。视所出之物，必尽病根乃止。吐利后必渴，不得与汤，以所出之溺饮之，名轮回酒，非惟可以止渴，抑且可以濯涤余垢。行后倦睡觉，饥先与稠米饮，次与淡稀粥，三日后方与少菜羹，次与厚粥软饭，调养半月或一月，觉精神焕发，形体轻健，沉疴悉去矣。其后须忌牛肉数年。夫牛，坤土也，黄土之色也，以顺为性，而效法乎乾以为功者，牡之用也；肉者，胃之乐也，熟而为液，无形之物也，横散入肉络，由肠胃而渗透肌肤、毛窍、爪甲，无不入也。积聚久则形质成，依附肠回薄曲折处以为栖泊之窠臼，阻碍津液气血，薰蒸燔灼成病，自非剖肠刮骨之神妙，可以铢两丸散窥犯其藩墙户牖哉①。肉液之散滥，肠胃受之，其厚皆倍于前，有似乎肿，其回薄曲折处，肉液充满流行，有如洪水之泛涨，浮槎陈朽皆推逐荡漾，顺流而行，不可停留。表者因吐而汗，清道者自吐，而涌浊道者自泄而去，凡属滞碍，一洗而尽。牛肉全重厚和顺之性盎然涣然，润泽枯槁，补益虚损，宁无精神焕发这乐乎？正似武王克商，散财发粟以赈殷民之仰望也。其方出于西域之至人，凡人于中

① 自非……藩墙户牖哉：此23字节引《格致余论·倒仓论》，原文为“自非剖肠刮骨之神妙，孰能去之。又岂合勺铢两之丸散，所能窥犯其藩墙户牖乎”。

年后行一二次，亦却疾养寿之一助也。

倒仓法全赖自饮轮回酒十数杯以祛逐余垢，迎接调匀，新布荣卫，使脏气肓膜生意敷畅，有脱垢换骨之功也。多嫌其秽，因致中辍而功亏一篑，若非明物理、通造化者，其肯视为美酝良味乎？丹溪与人书简所论。

附　方

琥珀膏　贴积块。

用大黄、朴硝各一两，为末，用大蒜捣膏，和匀贴之。

阿魏丸　治肉积。

阿魏　山楂各一两　连翘五钱　黄连六钱半

上三味为末，阿魏醋煮为糊丸如梧子大，每服六十丸。脾胃虚者用白术三钱、陈皮、茯苓各一钱煎汤送下。

肥气丸　治肝之积在左胁下，如覆杯，有头足，久不愈，令人发咳逆、痎疟，连岁不已。

厚朴五钱　黄连七钱　柴胡二两　巴豆霜五分　椒四钱　干姜炮，五分　广木炮，二钱半　白茯苓一钱五分　人参二钱半　甘草炙，三钱　昆布二钱半　乌头炮，去皮，一钱二分　皂角去皮、子、弦，煨，一钱五分

上除茯苓、皂角、豆霜另末外，为细末和匀，炼蜜为丸，梧子大。初服二丸，一日加一丸，渐加至大便微溏，再从二丸加服，周而复始，积减太半勿服。

伏梁丸　治心之积，起脐上，大如臂，上至心下，久不愈，令人烦心。

黄连一两五钱　厚朴制　人参各五钱　黄芩三钱　桂一钱　干姜　菖蒲　巴豆霜各五分　红豆二分　茯神　丹参炒，各一钱　川乌头五分，炮

上为极细末，另研豆霜，旋旋入末，炼蜜为丸，如梧子大。服如上法，淡黄连汤下。

痞气丸 治脾之积在胃脘，覆大如盘，久不愈，令人四肢不收，发疸，饮食不为肌肤。

厚朴四钱半 黄连八钱 茱萸二钱 黄芩二钱 白茯苓 泽泻 人参各一钱 川乌头炮，五分 川椒炒，五分 茵陈酒炒 干姜炮 砂仁各一钱半 白术二分 巴豆霜 桂各四分

上除豆霜另研，茯苓另末旋入外，同为细末，炼蜜丸，梧子大。用淡甘草汤下，服如上法。

息贲丸 治肺之积在右胁下，覆大如杯，久不已，令人淅洒寒热，喘咳，发肺痈。

白茯苓 川椒炒 干姜炮 紫菀各一钱半 乌头炮 天门冬 京三棱 白豆蔻 陈皮 桔梗 桂各一钱 黄连一两三钱 厚朴制，八钱 人参三钱 青皮五分 巴豆霜四分

上除茯苓、巴豆霜旋入外，为细末，炼蜜丸，梧子大。以淡姜汤送下，服如上法。以上四方，秋冬加厚朴，减黄连四分之一。

奔豚丸 治肾之积发于小腹，上至心下，若豚状，或下或上无时，久不已，令人喘逆、骨痿、少气，及治男子内结七疝，女人瘕聚滞下。

厚朴制，七钱 黄连五钱 白茯苓 泽泻 菖蒲各二钱 川乌头 丁香各五分 苦楝酒煮，三钱 玄胡一钱半 全蝎 附子 独活各一钱 桂二分 巴豆霜四分

上除豆霜、茯苓另为末旋入外，为细末，炼蜜丸，如梧子大。淡盐汤下，服如上法。

保和丸 治食积见伤饮食门。

第廿七　注　夏

人禀元气有不足者，多于春夏之间患头疼、脚软、食少、体热，仲景谓春夏剧，秋冬瘥，而脉大者，世俗所谓注夏病也，宜补中益气汤加炒黄柏、芍药、茯苓，挟痰加半夏、陈皮之类，或用生脉散。

附　方

补中益气汤见内伤门，**生脉散**见暑门。

第廿八　胃　风

丹溪论：初饮食讫，乘风凉而致其证，食饮不下，形瘦腹大，恶风，头多汗，膈塞不通，右关弦而缓带浮，胃风汤正治。此证或看所挟加减。

附　方

胃风汤

人参　茯苓　川芎　当归　桂　白术　白芍药各等分

上剉，每服七八钱，粟米百余粒，煎服。腹痛加木香。

第廿九　虚　损

夫虚损者，气血消耗之谓也。盖人之情欲纵恣以伤其内，人之劳役过度以伤其外，日损月亏而病斯作矣。丹溪谓多属阴虚而发，阴不足阳有余之论备矣。然亦有气虚者，常从东垣法治。

主　方

情欲纵恣者属血虚，四物汤加黄柏、知母之类。

劳役过度者属气虚，四君子汤加黄芪、附子少许之类。

气血两虚者，八物汤主之。

人年老或虚损，精血俱耗，阴不足以配阳，孤阳几于飞越，天生胃气尚尔留连，又藉水谷之阴，故羁縻而定耳。《局方》用温剂劫虚，盖脾得温则食进，故亦暂可。质有厚薄，病有浅深，设或失手，何以收救。吾宁稍迟，计出万全，温剂决不可用。

人年老虚损，但觉小水短小，即是病进，宜以人参、白术为君，牛膝、芍药为臣，陈皮、茯苓为佐，春加川芎，夏加黄芩、麦门冬，冬加当归身，倍生姜。一日或一贴，或二贴，小水之长若旧乃止，此却病之捷法也。

补气用人参，然苍黑人多服之，恐反助火邪而烁真阴，可以白术代之，若肥白人多服最好，又必加陈皮同用。

大病虚脱本是阴虚，用艾灸丹田脐下三寸，针八分，灸任多。

竹沥，本草云大寒。泛观之，似与石膏芩连等同类，而诸方治胎产及金疮口噤与血虚自汗、消渴尿多，皆是阴虚之病，无不用之，产后不碍虚，胎前不损子，何世俗因大寒二字弃而不用？经曰阴虚则发热，竹沥味甘性缓，能除阴虚之有大热者，寒而能补，正与病对，大寒言其功，非独言其气也，人终世食笋，未有因其寒而病者。沥即笋之液也，假于火而成，何寒如此之甚。

不治证：虚劳不受补者不治。

附　方

四君子汤　治气虚。

人参去芦，五钱　白术去芦，一两　白茯苓一两　甘草三钱

上剉，每服四五钱，水煎服。

十全大补汤　治气血虚。

人参去芦　黄芪蜜炙　白茯苓　甘草炙　白芍药　熟地黄　肉桂　当归去芦川芎　白术去芦，各等分

上剉，每服一两，加姜枣，水煎服。

大补阴丸　降阴火，补肾水。

黄柏酒炒褐色　知母去皮毛，酒炒，各二两　熟地酒洗，六两　龟板酥炙，六两

上末，猪脊髓和炼蜜丸，空心盐汤下。

节斋补阴丸　治阴虚。

黄柏酒炒褐色　知母去皮毛，酒炒　龟板炙，各三两　琐阳酥炙　枸杞各二两　熟地黄五两　五味子一两　天冬去心，二两　芍药酒炒，二两　干姜炒，三钱，寒月加五钱

上为末，炼蜜入猪脊髓三条，和药末杵匀，丸梧子大。每服七八十丸，早晨盐汤下，寒月酒下。

若梦遗精滑，加牡蛎便煅、白术各一两、山萸去核，一两。

赤白浊，加白术一两、白茯苓一两、栀仁、黄连炒，各五钱。

若脚无力，加牛膝一两、虎胫骨酥炙，一两、防己、木瓜各五钱。

若疝气，加苍术扬水炒，一两、黄连姜炒，一两、山栀仁炒，六钱、川芎六钱、吴茱萸炒，五钱、青皮五钱。

若脾胃虚弱，畏寒易泄，加白术三两、陈皮二两、干姜七钱。

若目昏暗，加归、芎、菊花各一两、柴胡、黄连酒炒、乌犀角各五钱、蔓荆子、防风各三钱。

兼气虚之人，加人参、黄芪蜜炙，各二两。

尺脉虚微，火衰阳不举，加桂、附、沉香各五钱。

滋阴大补丸　即《宝鉴》还少丹无楮实而分两不同。

肉苁蓉酥炙，一两　牛膝酒浸，一两　山药一两五钱　巴戟去心，一两　杜仲酒炒断丝，一两　山萸去核，一两　五味子一两　白茯苓一两　远志去心，甘草汁煮，一两　茴香炒，一两　石菖蒲五钱　枸杞子五钱　熟地黄二两

上为末，红枣煮取肉，和炼蜜丸，梧子大。每服八十丸，淡盐汤或酒空心服。此药补阴和阳，生血益精。

补肾丸

黄柏酒炒，三两　龟板酥炙，三两　杜仲酒炒断丝，二两　牛膝去芦，二两　干姜五钱，冬用　五味一两，夏用　陈皮一两

补天丸　治气血俱虚者。

紫河车一具。紫河车即胎衣，本草及古方不分男女，世传男用女胎者，女用男胎者，俱以初胎为佳，似为有理，若不可必得，只壮盛妇人者俱可用

上以补肾丸药为末，河车水洗净，布绞干，入药末捣匀，焙干再为末，酒米糊丸或河车蒸熟，捣药末就丸亦可。虚劳者当以骨蒸药佐之又云气虚加补气药，血虚补血药。又方，用侧柏叶、乌药叶、首叶首叶不详俱酒浸，九蒸九曝为丸，亦名补肾丸，同紫河车为丸。

六味地黄丸　治肾气久新，憔悴，寝汗，发热，五脏齐损，瘦弱，虚烦，骨蒸，萎弱，下血。

干山药　山茱萸去核，各四两　牡丹皮去心　泽泻　白茯苓各三钱　熟地黄八钱

上为末，炼蜜为丸，梧子大，每服五十丸，清汤空心下。

人参固本丸　治虚劳。

人参去芦，二两　天门冬去心　生地黄　麦门冬去心　熟地黄各四两

上为末，炼蜜丸，如梧子大，每服七十丸，空心盐汤下。

人参膏

人参去芦

剉细，如煎常药法，量水与银石器内煎至一半，去渣再煎三度，通以所煎汁文武火熬稠而止，诸药煎膏仿此。

八物汤四君子汤合四物汤，**六君子汤**四君子合二陈汤，**四物汤**见妇人门。

第三十　劳　瘵

节斋论男子二十前后，色欲过度，损伤精血，必生阴虚火动之病。睡中盗汗，午后发热，哈哈咳嗽，倦怠无力，饮食少进，甚则痰涎带血，咯唾出血，或咳血、吐血、衄血，身热，脉沉数，肌肉消瘦，此名劳瘵，最重难治。轻者用药数十服，重者期以岁年，然必须病人爱命，坚心定志，绝房室，息妄想，戒恼怒，节饮食，以自培其根，否则虽服良药无用也。此病治之于早则易，若到肌肉消烁，沉困着床，尺脉沉取细数则难为矣。又此病大忌服人参，若鲁服过多者，亦难治。今制一方于后，治色欲证先见潮热盗汗、咳嗽倦怠，趁早服之。

主　方

川芎一钱　熟地黄一钱　当归一钱三分　白芍药炒，一钱三分　黄柏七分，蜜水浸，火炙　知母一钱，蜜水浸，炒　生地黄五分，酒洗　天门冬一钱，去心及皮　白术一钱三分　陈皮七分　甘草五分，炙　干姜炒紫色，三分

若咳嗽盛，加桑白皮、马兜铃、瓜蒌仁各七分、五味子十粒。

若痰盛，加姜制半夏、贝母、瓜蒌仁各一钱。

若盗汗，加牡蛎、酸枣仁各七分、浮小麦一撮。

若潮热盛，加桑白皮、沙参、地骨皮各七分。

若梦遗精滑，加牡蛎、龙骨、山茱萸各七分。

若赤白浊，加白茯苓一钱、黄连三分，炒。

若兼衄血、咳血，出于肺也，加桑白皮一钱、黄芩、山栀各五分，炒。

若兼嗽血、痰血，出于脾也，加桑白皮、贝母、瓜蒌仁、黄连各七分。

若兼呕吐，血出于胃也，加山栀、黄连、干葛、蒲黄炒，各一钱、韭汁半银盏、姜汁少许。

若兼咯唾血，出于肾也，加桔梗、玄参、侧柏叶炒，各一钱。

若先见血证，或吐衄盛大者，宜先治血。治法：轻少者，凉血止血；盛大者，先消瘀血，次止血凉血，盖血来多必有瘀于胸膈，不先消化之则凉之、止之不应也。葛可久《十药神书》方可次第检用，方内惟独参汤止可用于大吐血后昏倦，脉微细，气虚者。气虽虚而复有火，可加天门冬五钱。若如前所云阴虚火动，潮热盗汗，咳嗽脉数，不可用也。说见《本草集要》人参条下明白。

此病属火，大便多燥，然须节调饮食，勿令泄泻。若胃气复坏，泄泻稀溏，则前项寒凉之药难用矣。急宜服药，理脾胃，用白术、茯苓、陈皮、半夏、神曲、麦芽、甘草等药，俟胃气复，然后用前本病药。

收功保后可合补阴丸常服之，及用葛可久方。

丹溪云：劳瘵之病，乃阴虚之极，痰与血病，亦有虫者，俗谓之传尸，大法用四物汤加人尿、竹沥、姜汁、青蒿一方可用。

气血虚甚发热成痨，补天丸加治骨蒸药佐之。

身瘦属火，因火烧烁也，肉脱甚者难治。

附　方

犀角紫河车丸　治传尸痨神效。

紫河车一具，又名混沌皮，即男胎胞衣，米泔浸一宿，烙干用　龟甲酥炙　桔梗　胡黄连　芍药　大黄　贝母去心　草龙胆　黄药子　知母　败鼓皮心醋炙，各二钱五分　犀角锯末　蓬术　芒硝各一钱半　朱砂二钱，水飞

上为末，炼蜜丸，梧子大，朱砂为衣。每服二十丸，空心食前温酒下。如膈热，食后服之，三月必平复。其余痨证只数服便愈，重病不过一料。

柴前梅连散

柴胡　前胡　乌梅　胡黄连等分

上剉，每服三钱，入猪胆一枚，猪脊髓一条，韭白、童便水煎服。

青蒿膏　治劳瘵。

青蒿一斗五升、童便三斗，文武火熬，约童便减二斗，去蒿再煎至一升，入猪胆廿七个或又加辰砂、槟榔末，熬数沸，甘草末收之，用汤调服极妙。

补天丸　治痨瘵见虚损门。

节斋化痰丸见咳嗽门

第三一　虫

湿热生虫，丹溪谓：脏腑虚则侵蚀。又谓：腹内热，肠胃虚，虫行求食，上唇有疮曰惑，虫食其脏，下唇有疮曰狐，虫食其肛。

匿蚀阴肛，脉虚小者生，紧急者死。尺脉沉滑者，寸白虫。

上半月虫头向上，易治；下半月向下，难治。先以肉汁或糖蜜引虫头向上，然后用药。

附　方

楝树根汤　治虫。

楝树根去心，取皮一两洗净，用东南者，向西北及露根者杀人，勿用

上剉一贴，水一碗，入沙糖少许，煎至半碗，服之。又方，二陈汤加楝树根煎服亦妙。

宝鉴化虫丸　治虫。

鹤虱去土　槟榔　苦楝根去心　胡粉炒，各一两　白矾枯者，二钱五分

上为末，米糊丸，如麻子大。一岁儿服五丸，温浆水入香油一二点打匀，温米饮亦得，不拘时候，其虫细小者皆化为水，大者自下。

第三二　恶　寒

丹溪谓：恶寒非寒，明是热证，亦有久服热药而得者。河间谓：火极似水，阳亢阴微，热极在里，甚而外反觉自冷，实非寒也，有用热药而少愈者，以其辛能发散，郁结暂开耳，殊不知以火济炎，则病本日深而寒愈逆矣。

大率有痰、有火、有气虚、有血虚、有外感。

主　方

痰者，二陈汤加芩连俱酒炒之类，或有可吐者。

火者，黄连解毒汤之类，甚者加从治药，干姜或生姜汁之类，亦有可升散者。

气虚者，四君子汤加参芪之类，甚者少加附子。

血虚者，四物汤加黄柏、知母俱酒炒之类，甚者加黄芩、栀子俱酒炒。

外感者发散之，十神汤或参苏饮之类。

久病者恶寒，可解郁，香附、苍术、抚芎、山栀之类。

第三三　恶　热

丹溪谓：恶热非热，明是虚证，经曰阴虚则发热，阳在外为阴之卫，阴在内为阳之守，精神外驰，嗜欲无节，阴气耗散，阳无所附，遂致浮散于肌表之间而恶热也，当作阴虚治之。

节斋补阴丸可用见虚损门。

第三四　眩　晕

眩晕者，目花黑而头旋转也。丹溪谓：痰在上，火在下，火炎上而动其痰也。经曰：诸风掉眩，皆属于肝。盖木中有火，得风则焰，火中有痰，得风则运，所以旋转也。

主　方

陈皮一钱　甘草五分　白茯苓一钱　半夏汤泡，一钱　黄芩酒炒，一钱　黄连酒炒，一钱　苍术泔炒，八分　天麻一钱　白术一钱　羌活三分　川芎六分

左手脉数，热多者，倍黄连加山栀仁酒炒，八分。脉芤涩，有死血，加桃仁去皮尖，杵，一钱、红花少许。

右手脉实，有痰积，加南星汤泡，八分、香附盐水炒，八分。

久病之人，气血虚而脉大者，痰浊不降，倍白术，加枳实炒，六分。

去血过多而眩晕者，去芩、连、苍术、羌活，加大麦芽炒，

杵，一钱、枳实炒，一钱，倍白术。

伤饮食作运者，去芩连，加山楂肉一钱半、大麦芽炒，杵，一钱、枳壳炒，八分、砂仁杵，八分。亦有可吐者，宜探吐之。

眩运不可当者，以大黄酒炒为末，茶汤调下。

附　方

荆黄汤　治头目眩运。

大黄　荆芥穗　防风各等分

上剉，水煎服。

芎术汤　治冒雨中湿，眩晕、呕逆、头重不食。

川芎　半夏汤泡　白术各一两　甘草炙，五钱

上剉，每服四钱，姜七片，水一钟，煎半钟，温服。

第三五　头痛附眉棱骨痛

夫头痛之病，丹溪专主于痰，而痛甚者属火多。东垣论治头痛甚详，谓：太阳头痛，恶风寒，脉浮紧；少阳头痛，往来寒热，脉弦细；阳明头痛，自汗，发热恶寒，脉浮缓长实；太阴头痛，体重有痰，或腹痛，脉沉缓；少阴头痛，足寒，气逆，脉沉细；厥阴头痛，或吐痰沫，厥冷，脉浮缓。然亦有真头痛者，手足寒至节，不治；又有劳役气虚头痛，似伤寒，发热汗出，两太阳作痛，此相火自下冲上；又有血虚午后发热而头痛者；又有偏头风，在右属痰热，在左属风与血虚；又有少阳偏头痛者，则大便闭。大率肥人头痛多属湿痰，瘦人头痛是热。愚谓头痛多感于风，盖头面为诸阳之会，故经云东风生于春，诸阳属火，风火相搏，无风则不能作痛也。

主　方

太阳头痛，参苏饮、十神汤主之。

少阳头痛，小柴胡汤加川芎、干葛之类。

阳明头痛，升麻葛根汤加石膏、白芷之类。

太阴头痛，二陈汤加南星、苍术、川芎之类。

少阴头痛，五积散加细辛、附子之类。

厥阴头痛，吴茱萸汤主之。

气虚头痛，四君子汤加黄芪，少加川芎、蔓荆子、细辛之类。

血虚头痛，四物汤倍川芎，加黄柏、知母，少加蔓荆子、羌活之类。

偏头风在右头痛，二陈汤加酒炒芩连、川芎、白芷、蔓荆子之类。

偏头风在左头痛，二陈汤加川归、川芎、芍药、白芷、羌活、荆芥、防风、芩连之类。

少阳偏头痛，大柴胡汤加川芎之类。

肥人头痛，二陈汤加苍术、南星、川芎、羌活之类。

瘦人头痛，四物合二陈汤去地黄，加酒黄柏、酒黄芩、天麻、蔓荆子之类。

诸经气滞亦能头痛。

头痛须用川芎，如不应，各加引经药。

空青膏治诸般头痛，惟血虚头痛不治。

壮实人气实有痰，或头重，或运，用大黄三次酒炒为末，茶调三钱，服立效。

附　方

空青膏　治偏正头痛，年深久不愈者，善疗风湿热，头上壅损及脑痛不止。

川芎五钱　柴胡七钱　黄连炒　防风去芦　羌活各一两　甘草

炙，一两半　细挺黄芩三两，剉一半，酒制一半，炒

上为细末，每服二钱，热盏内入茶少许，汤调如膏，临卧抹口内，少用白汤送下。如苦头痛，每服加细辛二分。如太阴脉缓有痰，名痰厥头痛，减羌活、防风、川芎、甘草，加半夏一两五钱。如偏正头风，服之不愈，减羌活、防风、川芎一半，加柴胡一倍。如发热恶热而渴，此阳明头痛，只服白虎汤加好吴白芷。

白术半夏天麻汤　治痰厥头痛。

黄柏二分，酒炒　干姜三分　泽泻　白茯苓　天麻　黄芪　人参　苍术各五分　神曲炒　白术各一钱　麦芽曲　半夏　橘皮各一钱五分

上剉，每服五钱，水煎热服，食前一服而愈。此头痛苦甚，谓之足太阴痰厥头痛，非半夏不能疗；眼黑头旋，风虚内作，非天麻不能除；黄芪甘温，泻火补元气，实表虚，止自汗；人参甘温，泻火，补中益气；二术俱苦甘温，除湿，补中益气。泽泻茯苓①

① 茯苓：此后有脱文。

卷之下[①]

第三六　心痛附脾痛[②]

手按之而痛止者，加干姜一钱。

三四日不大便者，加大黄一钱、枳实一钱。

有因平日食热物而后作痛者，加桃仁去皮尖，一钱半、玄胡研，一钱、牡丹皮去心，五分。

或因心膈大痛者，加柴胡去芦，八分、桔梗五分。

心膈大痛，攻走腰背，发厥呕吐，诸药不纳者，就吐中，以鹅翎探之，出痰积碗许而痛自止。

山栀并劫药止之，又发，前药不效，玄明粉服立止。

一方用兰叶擂细取汁，以姜汁和服。

一方用海粉佐以香附末、川芎、山栀煎汤，入姜汁调服。

胃脘有湿饮而痛，宜用小胃丹；有食积急痛，用备急丸。

凡久痛，或时痛时止，及心脾痛者，可用年久螺蛳壳烧存性为末，每服三钱，白汤下妙。

盖心脾痛者，皆因饮食不节，伤饥过饱，思郁而成，治宜调脾行气，陈皮一钱、甘草六分、白茯苓一钱、半夏汤泡，一钱、川芎八分、苍术泔炒，六分、山楂一钱、红花一分、桃仁去皮尖，杵，五分、生姜三片，水一钟，煎至半钟，温服。

附　方

小胃丹　上可取胸膈之痰，下可利肠胃之痰。

---

① 卷之下：因此前底本有脱页，此3字据目录补。

② 心痛：此5字原脱，据底本目录补。

甘遂面裹煮令透，晒干，一云面暴水浸，冬七、夏三、春秋五　大戟水煮一时，净洗晒干　芫花醋拌经宿，炒令黑勿焦，各一两　大黄酒炒，一两　黄柏炒褐色，三两

上末，粥丸，麻子大，每服一十丸，温汤下。此药能损胃气，性实者可用。

备急丸　治胃停滞寒冷之物，大便不通，心腹作痛。

大黄　干姜　巴豆去油，各一两

上为末，炼蜜丸，捣千丸，小豆大，每服三丸。

第三七　腹痛附腹鸣

腹痛有寒、有积热、有食积、有痰、有死血、有虫、有火、有霍乱、有绞肠沙。

主　方

寒者，脉沉伏而迟，戴氏谓绵绵痛而无增减者是也，从中寒门治。

积热者，脉洪数而实，腹中常有热而痛，宜以调胃承气汤下之。

食积者，脉必弦而气口大于人迎也，戴氏谓欲大便，去后则痛减者是也，从伤饮食门治。

痰者，脉滑，戴氏谓痛则小便不利者是也。盖痰因气滞而聚，阻碍道路，气不得通而痛，宜导痰解郁，二陈加川芎、香附、苍术、连翘、枳实之类。

血者，脉当芤涩，痛有当处而不移动，亦多在左者，宜行气消血，当归、川芎、肉桂少许、干姜、桃仁、玄胡、没药、炙甘草、青皮、山楂、木香之属。

虫者，痛必面上白斑、唇红，又痛后便能食，时痛时止者

是也，方见虫门。

火与霍乱、绞肠沙俱有门类，兹不复赘矣。

凡腹痛必用温散，以其郁结不行，阻气不运故也。

白芍药能止血虚腹痛，其余不治，以其酸寒收敛，无温散功。

腹痛，以手可重按者属虚，宜参术姜桂之类；手不可按者是实，硝黄下之。

肥白人腹痛多气虚兼湿痰，半夏、人参、二术之类。

少腹实痛用青皮行气，少腹因寒气宜桂枝、茱萸。

脐下忽大痛，人中黑者，多死。

腹中鸣乃火擊动其水也。盖水欲下，火欲上，相触而然，用二陈汤加黄连、栀子。有脏寒有水而鸣者，宜分三阴部分而治：中脘太阴，脐腹少阴，少腹厥阴。

附　方

调胃承气汤见伤寒门，**二陈汤**见痰门。

第三八　腰痛附肾着

丹溪论腰痛有肾虚、有瘀血、有湿热、有挫闪、有痰。夫诸腰痛者，多由房劳过度，肾经虚损，精血亏少，客邪乘位而然也。大法滋肾行气和血，兼从所来而治之。

主　方

陈皮一钱　干姜微炒，五分　甘草炙，五分　沉香二分，另磨和药汁　川芎八分　川归　黄柏酒炒，六分　杜仲去皮，酒炒断丝，一钱　知母酒炒，六分　白芍药酒炒，八分　川牛膝酒洗，六分

肾虚者，脉浮而涩。腰乃肾之府，经曰动摇不能，肾将惫

矣。戴氏谓疼之不已者，是肾虚。宜加真枸杞子二钱、五味子七粒、生地黄一钱、天门冬去心，八分，节斋补阴丸可用。

瘀血者，脉当芤涩，戴氏谓日轻夜重者是也，加桃仁去皮尖，杵，一钱、红花一撮、苏木一钱、没药八分。

湿者，脉缓，戴氏谓遇天阴或久坐而发者是也，宜加苍术米泔浸，炒，一钱、防己八分、防风去芦，三分、木瓜八分。

挫闪者，当从瘀血条治。

痰者，脉滑，腰间重痛，加南星炮，一钱、半夏汤泡，一钱。

委中在腘中央约横纹中动脉出血，以其血滞于下也。

诸腰痛不宜补气，亦不宜峻用寒凉兼气虚非补不可者，不能不用，但有监制耳，痛虽属火，得寒则阳遏而痛，故各条云顺气、有气、快气，主温散也。

腰曲不能转者，针人中妙。

肾着病，体重，腰冷如冰，饮食如故，小便自利，腰下冷痛如带五千钱，治宜流湿，兼用温散。

附　方

节斋补阴丸见虚损门。

摩腰丹　治寒湿腰痛。

附子尖　乌头尖　南星各二钱半　朱砂　干姜各一钱　麝香五粒　雄黄　樟脑　丁香各一钱五分

上为末，蜜丸圆眼大。每一丸姜汁化开如粥厚，烘热置掌中，摩腰上，令尽粘着肉，烘绵衣缚定，腰热如火，间二日用一丸妙，或加茱萸、桂。

煨肾丸　治肾虚腰痛。

杜仲三钱，炒为末，猪腰子一枚，批五七片，盐椒淹去腥，糁药末在内，包以荷叶，外加湿纸煨熟，酒下。

肾着汤

甘草炙　白术各二两　干姜炮　茯苓各四两

上剉，每服四钱，水煎，空心服。

第三九　胁　痛

胁痛者，厥阴肝气实也。盖因恼怒者多，亦有挟痰与死血，外感与郁证皆能作痛。

主　方

青橘叶六片　川芎一钱　苍术泔炒，一钱　青皮醋炒，八分　黄连猪胆汁炒，一钱　柴胡去芦，八分　甘草炙，六分　芍药酒炒，八分　香附童便浸，炒，六分

人乏力气弱，胁痛因劳力或多怒者，脉细或弦，加川归八分、木香二分，另磨，八物汤加木香、青皮亦可用。

痰者，两胁走痛，脉弦滑，加陈皮八分、白茯苓八分、半夏八分、白芥子一钱。

死血者，左胁下痛，手不可按，脉芤而涩，加桃仁去皮尖，杵，一钱、蒲黄六分、红花一分，酒洗，减黄连。

外感者，属少阳，耳聋胁痛，寒热，呕而口苦，脉浮弦，小柴胡汤可用。

郁者，胸胁痛，脉沉涩，从郁门治之。

肝火盛，用当归龙荟丸，泻火要药。

左金丸泻肝火行湿，为热甚之反佐。

痰流注，用二陈汤加南星、苍术、川芎。

咳嗽痛者，二陈汤加南星、香附、青皮、青黛、姜汁。

去滞气，用青皮，乃肝胆二经之药。人多怒，胁下有郁积，固宜以解二经之实，若二经气不足者，先当补血，少加青皮

可也。

肥白人，气虚发寒热，胁下痛，用参芪补气，柴胡黄芩退热，木香青皮调气。如瘦人，寒热胁痛，多怒者，必有瘀血，宜桃仁、红花、柴胡、青皮、大黄。

解痛，外以琥珀膏贴之。又方，芥菜子水研敷。又方，以茱萸醋研敷。又方，以韭菜炒熨。

附　方

八物汤见虚损门，**小柴胡汤**见伤寒门，**二陈汤**见痰门，**琥珀膏**见积块门，**左金丸**见火热门。

当归龙荟丸

木香二钱五分　麝香五分，另研　当归　龙胆草　栀子仁　黄连　黄芩各一两　大黄　芦荟　青黛各五分

上末，炒神曲糊丸，每二十丸，姜汤下。一方加柴胡五钱、青皮一两，如热甚者，炒热服之。

推气散　治右胁疼，胀满不食。

甘草炙，三钱　片姜黄　枳壳麸炒　桂心各五钱

上末，服二钱，姜汤调下。

枳芎散　治左胁痛不可忍。

枳实炒　川芎各五钱　粉草①各一钱半

上末，服二钱，姜枣汤或酒调下。

第四十　诸　气

夫人之生者，气也。盖运乎一身，顺则行而冲和百脉，逆则滞而为病诸气，皆气之动而为火也，故曰诸动属火。丹溪谓

---

① 粉草：甘草。

气有余便是火，世俗以冷生气之语，遂用香燥之药，以火济火，殊不知肺主气，属金而畏火，肺受火迫而奔气也，可谓之冷乎。治法固宜降火，必须佐以调气，顺其性而散之，惟阴火不可调气。

主　方

气从左边起者，肝火也，宜小柴胡汤加川芎、黄连、白芍药之类，久者可从阴虚条治。

气从脐下起者，阴火也，宜四物汤加黄柏、知母、山栀、黄芩、玄参、甘草之类。

气在胁下痛者，宜二陈汤加川芎、柴胡、香附、苍术、橘叶、枳壳、木香之类胁下不移动，手不可按者，从血积条治，下边是。

气从右边作痛，手不可按者，从食积条治。

气周身走痛者，正气天香散加当归、川芎之类。

禀受壮，气刺痛者，二陈汤加枳壳、乌药、木香之类。

五脏结气攻争者，四物减地黄加栀子、枳实、香附之类。

调气用木香，然木香味辛，气能上升，诸气郁而不达固宜用之，若阴火冲上，用之反助火邪矣，故必用黄柏、知母，少用木香佐之。

附　方

二陈汤见痰门，**小柴胡汤**见伤寒门，**四物汤**见妇人门，**苏子降气汤**、**四磨饮**俱见喘门。

清膈丸　治因湿热气虚。

黄芩　黄连各五钱，炒　香附一两五钱　苍术二两

上为末，取瓜蒌去皮捣烂，和丸，绿豆大。每五十丸，温

汤下。

正气天香散

香附八钱 陈皮 乌药 紫苏叶各二钱 干姜一钱 甘草一钱

上剉，水煎服。

苏合香丸 治卒暴心痛，顺气化痰，小儿惊风，吐痢。

沉香 麝香 诃子 丁香 青木香 安息香 香附 毕拨 白术 白檀各二两 薰陆香 苏合油 龙脑各一两 朱砂 乌犀角各制

上末，研极匀，用安息香膏并炼蜜丸，梧子大，温汤下四丸。

蟠葱散 治男子妇人脾胃虚冷，气滞不行，攻刺心腹，痛连胸胁、膀胱、肾气，妇人血气刺痛并皆治之。

干姜炮，二钱 甘草炙，三分 玄胡研，一钱 茯苓八分 肉桂一钱五分 砂仁研，一钱 槟榔八分 三棱八分 青皮 莪术各八分 丁皮六分 苍术米泔浸，炒，六分

上剉一贴，姜三片，连根葱头二枚，水一钟，煎服。

沉香降气散家传秘方 治诸气攻争，胸胁走痛，痞塞，关格，呕吐，郁结，噎膈，痰喘，七情等证并皆治之。

沉香二钱八分 砂仁七钱五分 甘草五钱五分 香附盐水炒，六两二钱半

上各为细末，和匀，每服一钱，用淡姜汤送下。

沉香化气丸家秘 专攻赤白青黄黑等色痢疾，诸般腹痛，饮食伤积，酒积，痰积，血积，跌扑损伤，五积六聚，胸膈气逆，痞塞，胃中积热，中满腹胀，疟痞，茶癖及中诸毒恶气，伤寒大便不能通，下后遗积未尽，感时疫气、瘴气并诸般恶肿疮疡肿毒及食诸般牛畜等物中毒，不问妇人、男子、小儿并皆治之。

大黄锦纹者，一两　黄芩条实者，一两　人参去芦，官拣三钱　白术去芦，肥壮者，三钱　沉香上好角沉，敦水者，四钱，另为末

上将前四味剉碎，用雷竹沥七浸七曝，晒干，为极细末，和沉香末再擂匀，用竹沥入姜汁少许为丸，如绿豆大，用朱砂为衣，晒干不见火。每服一钱，用淡姜汤送下，小儿六分。

第四一　疝　气

疝气属厥阴肝经，与肾经无干。多属湿热为因，寒气外束，不得疏散，所以作痛，虽有详辨，致病之由总不出于湿热也。当分湿热多少而治，疏肝气，养脾土，缓以调之，庶可取效。

主　方

陈皮一钱　青皮醋炒，六分　白茯苓一钱　半夏姜汁炒，一钱　川芎八分　苍术泔炒，一钱　白术去芦，八分　山楂子杵，一钱五分　山栀炒，一钱　芍药酒炒，八分　甘草五分　香附盐水炒，八分

湿多则肿，加荔枝核炒，杵，一钱、黄芩酒炒，八分、桃仁去皮尖，杵，八分。

痛甚，倍香附，加橘核、桃仁去皮尖，各八分、荔枝核炒，杵，一钱。

疝病，若非断房欲，薄滋味，虽药不能成功也。

附　方

治疝方

苍术　香附各盐水炒　黄芩①以上为君　青皮　玄胡　益智　桃仁以上为臣　茴香为佐　附子盐水炒　甘草为使

---

① 黄芩：《丹溪心法·疝痛》作“黄柏”，当是。

上剉，水煎服。后一痛过则不再作矣。

五叶汤

枇杷叶　椒叶　野紫苏叶　苍耳叶　水晶葡萄叶

上以水煎洗。

第四二　脚气附转筋

脚气为病，多感于劳苦之人，涉水履湿，得之伤于肌肉，复感复作而为寒热之病，似类伤寒，积久而成肿大，遂为瘤疾。南方卑湿，人多感之，饮酒之人亦有得之者，盖酒能发湿故也。治宜流湿清热，随气血而药之。

主　方

紫苏六分　芍药　木瓜八分　黄柏盐水炒，八分　泽泻八分　木通去皮，八分　防己八分　苍术泔炒，八分　枳壳炒，八分　槟榔八分　甘草五分

痛多，加木香六分，另磨、山栀仁炒，六分。

肿多，加大腹皮黑豆汤洗，炙，六分、滑石研，一钱、半夏汤泡，八分。

发热，加黄连炒，八分。

痛除肿退即罢药。

脚气冲心，宜四物汤加炒黄柏，再于涌泉穴用附子津拌，贴以艾灸，泄引其热。

有食积流注，苍术、防己、黄柏、南星、川芎、白芷、犀角、槟榔，血虚加牛膝、龟板，酒糊丸服。

转筋皆属血热，四物汤加酒芩、红花煎服；筋动于足大指，上至大腿近腰，皆因奉养厚，因风寒而作，又加苍术、南星。

附　方

防己饮

黄柏酒炒　苍术盐水炒　甘草节梢　白术　防己　槟榔　生地黄　川芎　犀角　黄连　木通

上剉，水煎服。有热加黄芩，热甚及天令热加石膏，痰加竹沥、姜汁或南星，便秘加桃仁，小便涩加牛膝。

健步丸

桂枝二钱　条黄芩五钱　苍术　归尾各一两　陈皮　生地黄　芍药各一两半　牛膝五分　大腹子三钱　茱萸五钱

上为末，蒸饼丸。每服百丸，白术、通草煎汤，食前下。

第四三　痛　风

痛风者，骨节走痛谓也。盖因血虚而不及气，血行迟，气行速，血气沸腾，液浊而为湿、为热、为痰、为瘀，凝塞道路，又得风寒外束，所以作痛，行于阴则夜痛尤甚。治宜疏气、流湿、疏风、导滞血、生新血、降阳升阴，血行气和而愈矣。此病不可食肉，肉属阳，大能取火，须断厚味，虽鱼、面酱、醋、酒之类，皆宜禁绝。

主　方

白术去芦，一钱　川芎六分　白芍药酒炒，八分　苍术泔炒，一钱　陈皮八分　甘草六分　半夏汤泡，一钱　茯苓八分　白芷八分　归身六分　黄芩酒炒，八分

痰盛者，脉必滑，加贝母去心，八分、天花粉八分、羌活四分、竹沥、姜汁少许。

湿盛者多肿，脉沉，倍白术，加竹沥、姜汁少许。

湿有成郁者，周身走痛，或关节痛遇阴寒则发，当从湿郁条治。

感风者，脉浮，加麻黄去根节，六分、防风去芦，六分，小续命汤可用。

血虚者，脉紧涩，加生地黄八分、牛膝六分、桃仁去皮尖，杵，三枚、红花酒洗，少许、黄柏酒炒，六分、知母酒炒，六分。

肥人多是湿与痰流注经络，脉滑，加天花粉八分、南星汤泡，一钱、滑石一钱，研。

瘦人多是血虚与热，脉涩，加防己八分、生地黄八分、红花少许、桃仁去皮尖，杵，三枚、牛膝去芦，六分、槟榔八分。

下部有湿，肿痛，加防己八分、龙胆草六分、黄柏盐、酒炒，六分、牛膝酒洗，六分、木瓜六分。

上中下痛风，加黄柏酒洗，六分、南星汤泡，六分、神曲炒，六分、台芎六分、防己六分、白芷五分、桃仁去皮尖，杵，三枚、威灵仙酒洗，三分、薄桂三分、羌活三分、红花酒洗，少许。

手臂肿痛及上体痛风，加南星汤泡，六分、白术一钱、香附八分、薄桂三分、威灵仙酒洗，二分，虚弱人威灵仙勿用。

气血两虚，有痰浊阴火痛风，人参、山药、海石、南星各一两、白术、熟地黄、黄柏炒黑、龟板酒炙，各一两、干姜烧灰、琐阳各五钱为末，酒糊丸。

肢节肿痛，痛属火，肿属湿，兼风寒而发动于经络之中，湿热流注肢节之间而无已也，用麻黄去根节、赤芍药各一钱、防风、荆芥、羌活、独活、白芷、苍术、威灵仙、片芩、枳实、桔梗、葛根、川芎各五分、甘草、归须、升麻各三分。下焦加酒炒黄柏，妇人加酒炒红花，肿多加槟榔、大腹皮、泽泻，更加没药定痛尤妙。一云脉涩数者有瘀血，宜桃仁、红花、芎、归及大黄微利之。

臂痛是上焦湿横行经络，用半夏、酒芩、白术、南星、香附各一钱、陈皮、茯苓各五分、苍术一钱半、威灵仙二钱、甘草少许煎服。一方二陈汤加酒芩、羌活。

世人多用草药取效者，殊不知性热而燥，不能养阴，却能燥湿。受病之浅，元气尚壮，用之庶或见效，若病深而虚者，用之取祸尤速，慎之戒之！

薄桂，味淡，能横行手臂。威灵仙治上体痛风，虚弱人勿用。

附　方

小续命汤见中风门。

二妙散　治筋骨疼痛因湿者。

黄柏炒　苍术米泔浸，炒

上为末，沸汤入姜汁调服。二味皆雄壮之气，表实气实者加酒少许佐之，有气加气药，血虚加补血药，痛甚者加生姜汁热服之。

潜行散

黄柏酒浸为末，入药调服。

第四四　痿

《内经》论诸痿起于肺热，又谓治痿独取阳明，何也？盖缘湿热为病，阳明属土恶湿，肺属金畏热，湿热相干则血液燥而宗筋枯，不能束骨，为痿矣。故曰肺热则不能管摄一身，脾伤则四肢不能为用，此至言也。治宜行湿以清肺，生血以养筋，少佐舒风之剂。必须远色欲，断厚味，斋心自养而病无不愈矣。

大率属湿热，有痰、有血虚、有气弱、有死血、有食积妨碍不降者。

主　方

防己一钱　泽泻六分　苍术泔炒，一钱　黄柏盐水炒，一钱　黄芩酒炒，八分　甘草六分　红花少许　川归身五分　羌活二分　陈皮八分　茯苓八分　白术八分

痰者，加半夏汤泡，一钱，竹沥、姜汁少许。

血虚者，倍当归，加川芎一钱、白芍药一钱、生地黄姜汁炒，一钱、知母酒炒，八分。

气弱者，加黄芪蜜炙，五分。

死血者，加桃仁去皮尖，杵，一钱、玄胡研，八分、牛膝五分。

食积者，加香附盐水炒，八分、山楂子一钱、大麦芽炒，一钱。

湿热，东垣健步丸加燥湿降火黄柏、黄芩、苍术。

黄柏、苍术，治痿要药也虎潜丸，补肾治痿可用。

附　方

补肾丸见虚损门。

东垣健步丸　治膝中无力，屈伸不得，腰背腿脚沉重，行步艰难。

羌活　柴胡　滑石　甘草炙　栝楼根酒洗　肉桂各五分　防风　泽泻各三钱　防己酒洗，一两　川乌　苦参酒浸，各一钱

上为细末，酒糊为丸，梧子大。每用七十丸，空心服。

第四五　手麻木

丹溪论麻是气虚，木是湿痰、死血。又谓十指麻木，胃中

有湿痰、死血。盖麻木属湿痰者多，兼死血者有之，亦有平人屈而不伸，气顿则血不运而麻，气行则已，据此则湿痰、死血阻碍明矣。盖木则气血不贯，非麻木之谓。

主　方

南星炮，八分　苍术泔炒，一钱　苏木八分　枳壳炒，八分　陈皮一钱　甘草炙，五分　白茯苓一钱　半夏汤泡，一钱　川归尾八分　白芷三分　薄桂三分　桃仁去皮尖，杵，一钱

上㕮一贴，姜三片，水一钟，煎服。痰盛加竹沥、姜汁少许；有火再加黄芩酒炒，一钱；气虚加人参一钱。

第四六　耳　病

耳聋与耳鸣不同，聋则常窒而无闻，鸣则有声而或息，皆属于热，少阳之火为之也，亦有肾虚者，又有大病后而聋者。

主　方

木通去皮，八分　甘草一钱　升麻六分　麦门冬去心，八分　生地黄一钱　赤芍药七分　甘菊花八分　茯苓八分　前胡八分　黄芩酒炒，八分　川芎八分

肾虚鸣者，其鸣不甚，加川归八分、黄柏酒炒，六分、知母酒炒，六分、玄参八分、枸杞子八分。

大病后聋者，余热未尽，因虚而聋也，加玄参八分、连翘六分、黄柏酒炒，六分、知母酒炒，六分、川归六分。

痰因火动者，加贝母去心，一钱、天花粉八分、青黛六分。

耳痛及出脓汁者，加石膏一钱、天花粉一钱、防风六分。

饮酒人耳聋者，从痰火条治。

治聋，用蓖麻子四十九粒，枣肉十枚，入人乳捣膏，石上

晒干，丸如梧子大，绵裹塞耳中。又方，用雄鼠胆汁滴入耳中尤妙，仍开痰散风热。

耳鸣，宜当归龙荟丸；多饮酒人，宜木香槟榔丸。

耳痛，以茱萸、乌尖、大黄为末，罯[①]涌泉足心。又方，枯白矾吹入耳中，青箬[②]烧灰吹入尤妙。

治虫入耳，香油灌入即出，或驴牛乳、鸡冠血皆妙。

附　方

当归龙荟丸见胁痛门。

蔓荆子散　治上热，耳出脓汁。

甘草炙　升麻　木通　赤芍药　桑白皮炒　麦门冬去心　前胡　生地黄　甘菊花　赤茯苓　蔓荆子等分

上剉，每服三钱，加姜枣，水煎服。

第四七　目　病

目病属风热、血少、神劳、肾虚，盖肝火动而肾水不制也。凡暴发赤肿、羞明涩痛、翳膜眵泪，皆在表也，当除风散热凉血。如昏暗不欲视物，内障见黑花、瞳散，皆在里也，当滋肾养血清热，少佐风药，盖肝属木主风故也。

主　方

川归酒洗，六分　川芎酒炒，八分　黄连酒炒，八分　白芍药酒炒，一钱　黄芩酒炒，八分　菊花八分　草决明六分　羌活四分　防风二分　甘草五分　玄参一钱　龙胆草六分

在表者，加柴胡一钱、枳壳炒，八分、薄荷六分、白蒺藜炒，

---

① 罯（ǎn 俺）：覆盖。

② 青箬（ruò 若）：箬竹的叶子。

八分、木贼炙，六分、山栀仁酒炒，八分，痛甚加大黄，洗肝散可用。

在里者，加生地黄一钱、天门冬去心，六分、枸杞子二钱五分、黄柏酒炒，六分；瞳散加五味六粒、知母酒炒，六分；有痰加贝母去心，八分、天花粉八分、连翘六分。

劳役，饮食不节，内障昏暗，用蔓荆子、人参、黄芪、甘草炙、黄柏、白芍酒炒，又用四物加酒芩连柏。

肥人风热上壅，目痛，宜防风、羌活、荆芥、酒芩以散其热。瘦人眼痛是血少与热，宜养血，当归、川芎、生地黄、玄参、菊花，少加防风、荆芥。

附　方

滋阴地黄丸

熟地黄　生地一两五钱　柴胡八钱　天门冬去心　甘草炙　枳壳　地骨皮　黄连　五味三钱　人参二钱　归身酒洗　黄芩各五钱

上为细末，炼蜜为丸，绿豆大，每服百丸，茶清下。

羊肝丸　治一切目疾，不问障盲。

白乳羊肝一具，以竹刀去膜　黄连一两　甘菊花　防风去芦　薄荷去芦　荆芥穗　羌活　当归酒洗　川芎各三钱

上为细末，羊肝捣丸，白滚汤下，茶清亦可。

地芝丸　治不能远视，能近视，此除大风热。

生地黄四两　甘菊二两　枳壳炒，二两　天门冬去心，四两

上为末，炼蜜丸，梧子大。每服五六十丸，茶酒任意下。

第四八　口　病

丹溪谓：脾热口甘，宜三黄丸；胆热口苦，及谋虑不决亦口苦，小柴胡汤加麦门冬、酸枣仁、地骨皮、远志之类。

口疮服凉药不愈者，乃中气不足，虚火泛上无制，用理中汤，甚者加附子，或用官桂噙之亦妙。

口疮用西瓜水时时饮之，无瓜以瓜皮烧灰噙。又方，细辛、黄柏炒等分为末，糁舌上，吐涎愈。又方，好酒煮黄连，呷之立愈。

口疮实者，凉膈散、甘桔汤主之。

小儿口疮，不下食，以狐惑治之必死，用矾汤于脚上浸半日顷，宽以黄柏、蜜炙姜蚕炒为末敷安。

唇紧燥烈生疮，用青皮烧灰，猪胆汁调敷，夜卧头垢敷好。

口糜，野蔷薇根煎汤一云白蔷薇根汁，嗽[①]之良。

第四九　喉　病

喉痹为病，皆因火盛炎上，血壅痰滞，而有轻重之分。重而甚急者，非药可及，必用针刺出血立愈，乃上策也；轻者甘桔汤可服，水煎，徐徐呷之，效亦可，刺少商在手大指端内侧，去爪甲角如韭叶出血尤妙。喉肿随外刺之无害，惟悬钟不可伤耳，须当谨慎，必付诸能者为之。亦有阴血虚甚，游火泛上而咽痛者，又有伤寒少阴经病咽痛者，但不肿耳，各从其类治之。

主　方

桔梗去芦，四钱　甘草四钱　黄芩酒炒，二钱，用飘枯者

阴血虚者加玄参去芦，一钱、贝母去心，一钱、干姜炙，二分，可从阴虚条治。

伤寒咽痛从伤寒门治。

---

① 嗽：通“漱”，漱口。《史记·扁鹊仓公列传》：“即为苦参汤，日嗽三升。”

又方，用番木鳖，井花水磨，含妙治喉痹。

喉干燥痛，四物汤加桔梗、荆芥、黄柏、知母服效。

喉疮并痛，多属虚火游行无制，阳虚火用四君子汤加黄柏蜜炙、荆芥、竹沥、姜汁少许，阴虚火用四物汤加黄柏酒炒、知母酒炒、玄参、桔梗、甘草、竹沥、姜汁少许。

附　方

四君子汤见虚损门，**四物汤**见妇人门。

第五十　牙　病

牙病肿痛多属阳明湿热，有挟风寒而作者，有虫蛀痛者，肿处亦可刺，出血妙。

主　方

升麻六分　白芷六分　防风六分　荆芥穗六分　薄荷六分　陈皮八分　甘草六分　茯苓八分　半夏八分　桔梗六分　黄芩酒炒，八分　黄连酒炒，八分　石膏研，一钱　木通去节，六分　山栀仁酒炒，一钱

上剉一贴，姜三片，水一钟煎至半钟服。挟风寒作者，倍风药，虫痛者亦宜服之湿热生虫故也，去虫则愈。

又治虫方：用韭菜子，纸裹烧，将竹筒引烟薰之。又方，用藤梨梗捣细敷患处。又方，用山中叶下红，形似铜钱大，俗呼为马蹄香是也，连根叶者，盐少许，捣敷痛处。又方，用山中黄踟躇根，三月开黄花，形似钟样而长者是，以根剉碎，水浓煎含之效，不可咽下，能杀人。

实热肿痛，调胃承气汤加黄连煎服调胃承气见伤寒门。

治走马牙疳，用干姜、枣，烧存性，白矾枯末敷之。

治小儿走马牙疳，一时腐烂即死，用妇人溺桶中白垢，火煅一钱，入铜绿三分，麝香一分五厘，敷之立愈。

第五一　鼻病附齆鼻息肉、鼻渊、酒皶鼻

鼻为肺之窍，因感寒热，气不利而闭塞矣。盖热则壅其清道，寒则闭其毛窍，所以肺气不得通畅而为病也。治宜热则清而开之，寒则表而散之。

主　方

肺热者属里，或开、或塞、或不闻香臭，宜用节斋化痰丸。

肺寒者属表，外感风寒是也，宜用参苏饮之类。

肺虚者，宜四物汤加马兜铃、瓜蒌仁、天门冬、贝母、知母、桔梗、甘草、黄芩之类。

面鼻紫黑，面为阳中之阳，鼻居面中，一身之血运到面，鼻皆为至清至精之血。多酒之人酒气薰蒸面鼻，得酒血为极热，热血得冷，污浊凝结而不行，故色紫黑。治宜化滞血、生新血，四物加片芩酒炒、红花酒炒、茯苓、陈皮、甘草、生姜，煎调五灵脂末服，气弱加黄芪酒浸。

齆鼻息肉乃肺气盛，用枯矾研为粉脂，绵裹塞鼻，数日自消，瓜蒂末绵裹亦可。木通、细辛、附子炮蜜和，绵裹纳鼻中，防风通圣散加山棱、山茱萸肉、海藻并用酒炒末，每服一钱，白汤调下。

鼻渊，胆移热于脑，则辛頞鼻渊，通圣散一两加薄荷、黄连各二钱半，煎服。

酒皶鼻乃血热入肺也。有一奇方，用枇杷叶去毛、大山栀、苦参、苍术米泔浸，炒各剉等分为末，每服一钱半，酒调白滚汤咽下，晚服之去右边赤，早服之去左边赤，其效如神。此乃得

之方上至人，不易泄者，今录出以济诸人。此病虽不为害，盖人之鼻为面之首相也，可不重乎？

附　方

四物汤见妇人门，**通圣散**见中风门，**参苏饮**见伤寒门，**节斋化痰丸**见咳嗽门。

第五二　吐血诸证并入，惟下血另立篇名

夫血为气之配，随气升降者也。盖血从上出，皆是阳盛阴虚，有升无降，血随气上，越出上窍。法当补阴抑阳，气降则血归经，此丹溪论之至也。

大率有吐血呕血，有衄血咳血，有嗽血痰血，有咯血唾血，又有经谓怒则气逆，甚则呕血，丹溪谓暴吐紫血成块者，是热伤血结于中，吐出为好，各从其所出而治之。

主　方

川归去芦，七分　川芎七分　白芍药一钱　生地一钱，脾弱者姜汁炒　黄柏酒炒，八分　甘草六分　白术去芦，八分　知母去毛，酒炒，八分，忌铁　蒲黄炒，五分　牡丹皮六分　韭汁半银盏　姜汁少许

吐血呕血者出于胃，脉大而芤，加山栀仁酒炒，八分、黄连酒炒，八分、干葛五分。

衄血咳血者出于肺，脉浮而芤，加桑白皮蜜炙，六分、山栀仁酒炒，七分、瓜蒌仁去壳，杵，一钱、贝母去心，一钱、枯黄芩酒炒，八分、真阿胶麸炒，一钱、葱白三枚。

嗽血痰血者出于脾，脉芤而缓，加贝母去心，八分、瓜蒌仁去壳，杵，一钱、黄连去芦，炒，八分。

咯血唾血者出于肾，脉芤而涩，加桔梗去芦，六分、玄参去

芦，八分、侧柏叶炒，八分、童便半银盏。

怒气逆，呕血者，加山栀仁酒炒，一钱、干姜炒，五分、柴胡三分。

暴吐紫血者，加黄连酒炒，八分、山栀仁酒炒，一钱。

有瘀血内积，肺气壅遏不能下降，用天门冬、麦门冬、知母、贝母、桔梗、黄柏、熟地黄、远志，或加干姜。

舌上无故出血如线，用槐花炒为末糁之。

大抵衄血与吐血同，凉血行血为主，犀角地黄汤入郁金。

吐血大法，四物汤加炒栀子、童便、姜汁一本有竹沥。

有先吐血后见痰者，是阴虚火盛，四物为主加痰火药；有先吐痰后血多者，是积热，降痰火为急。

山栀子最清胃脘之血。

大吐血后，昏倦，脉微细者，宜用独参汤服之，醒后再不可服，动火故也。

凡吐衄血盛大者，必有瘀于胸膈，不先消化之，则止之、凉之不应也。

不治证：《内经》谓诸见血，身热脉大者难治。《脉诀》：衄吐血，脉沉细，忽浮大者死。

附　方

独参汤　治大吐衄血等证，昏闷不醒出葛可久方。

人参去芦，一两

上剉作一服，水一钟煎半钟服，醒则不可服。

犀角地黄汤　治血积胸中，上焦诸般血证。

犀角镑　赤芍药　牡丹皮　生地黄等分

上剉，每服四五钱，水煎服。

四生散　治凡吐血、衄血，阳乘于阴，血热妄行。

生荷叶　生艾叶　生地黄　生柏叶

上研细为丸，鸡子黄大。每服一丸，或煎或温汤化下。

藕汁饮　治吐血、衄血不止。

生藕汁　大蓟汁　生地黄各三合　生蜜一匕匙

上件药汁调和令匀，每服一小盏，不拘时服。

第五三　便血附溺血、小儿尿血

便血者，俗谓之下血也。盖因肠胃有热，虚则下血也。亦有风邪下陷者；有湿热伤血者；有积热下血者；有肠风痔漏下血者；有上吐衄不尽，停留肠胃下血者；有怒气伤肝下血者。各从其因而治之。

主　方

天门冬去心，六分　川归八分　川芎八分　白芍药一钱　生地黄一钱

虚下血者，加干姜炒，五分、升麻五分、阿胶炒，五分。

风邪下陷者，加柴胡八分、升麻三分、条黄芩八分、秦艽二分。

湿热伤血者，加苍术泔炒，八分、白术六分、陈皮八分、秦艽二分。

积热下血者，加山栀炒，八分、黄连炒，八分、升麻二分、苍术泔炒，六分、连翘三分、黄芩炒，六分、黄柏炒，六分、桃仁六分。

肠风下血者，倍芍药，加黄芩炒，一钱、枳壳炒，八分、槐花炒，一钱、山栀炒，八分、升麻三分。

吐衄不尽下血者，加桃仁去皮尖，杵，一钱、牡丹皮去心，四分、山栀仁酒炒，一钱。

恼怒下血者，加柴胡六分、升麻三分、黄连炒，八分、秦艽三分、香附盐水炒，四分。

凡用血药，不可单行单止，不可纯用寒凉药，必加辛温升药，如酒煮、酒炒凉药之类。

《脉经》谓：下血，先见血后见屎是近血，先见屎后见血是远血。

溺血属热，用栀子炒水煎服之，或用小蓟、琥珀。小蓟治下焦结热、血淋。又方，生地黄四两、小蓟、滑石、通草炒、蒲黄炒、淡竹叶、藕节、当归酒浸、山栀炒、甘草炙，各五钱。溺血因血虚者，四物汤加牛膝膏。

小儿尿血用甘草、升麻煎汤，调益元散。

附 方

益元散见暑门。

槐花散 治便血。

槐花微炒，一两 红花酒炒，一钱

上为细末，每服二钱，白滚汤下。

第五四 汗

夫汗者，未有不由劳役、房欲而得也。益劳役则伤气而为自汗，属气虚；房欲则伤血而为盗汗，属血虚。又有痰病与胃中湿热皆能作汗。

主 方

气虚自汗大泄者，脉大无力，宜四君子汤加黄芪，少佐以桂枝，虚甚加附子。

血虚盗汗者，脉紧涩而无力，宜当归六黄汤，亦可滋阴降火，亦有自汗者。

痰病有汗者，清肺汤主之。

胃中有湿热者，凉膈散主之。

扑法：用牡蛎粉、麸皮、麻黄根、糯米、藁本、防风、白芷为末，扑之。

小儿盗汗不须治小儿阴血本未足，故云不须治。然汗固非小儿所当必有者，且久不愈，血气而益虚，亦宜治之为良。

忌法：汗家禁半夏，以其用姜故也。

附　方

四君子汤见虚损门，**四物汤**见妇人门，**凉膈散**见火热门。

当归六黄汤

当归　黄连　黄柏　黄芩　生地黄　熟地黄等分　黄芪倍加

上剉，每服五钱，水煎服，小儿减半。

正气汤　治盗汗。

黄柏　知母各一钱五分，炒　甘草炙，五分

四制白术散　治盗汗。

白术四两，一两以黄芪炒，一两以石斛炒，一两以牡蛎粉炒，一两以麸皮炒，止取白术为末，每服三钱，粟米煎汤调服。

清肺汤

山栀酒炒，八分　贝母去心，八分　天门冬去心，八分　黄芩酒炒，二钱　黄芪蜜炙，一钱　甘草八分　麦门冬去心，一钱

上剉一贴，水煎服。

第五五　痓

丹溪论痓与痫相似。盖痫则口噤、出沫、身软、僵仆，痓则口噤、身强、反张。仲景《伤寒论》辨刚、柔二痓详矣，惟

产后、痰火、湿热、怒气所因不同，治名迥异，皆由血虚不能养筋而致者，与风无干，决不可以风药治之。

主　方

刚、柔二痓从仲景伤寒法治。

产后因血虚或亡血者，宜四物汤加干姜炮，少佐肉桂、白茯苓、甘草炙、秦艽、童便之类新产一二日减地黄与芍药，加牛膝、桃仁。若去血过多而闷运者，宜白术为主，少佐以陈皮、茯苓、大麦芽之类。

痰火者，宜二陈汤加川归、川芎、黄芩酒炒、贝母、天花粉、枳壳、黄连酒炒、天麻、竹沥、姜汁少许之类。

湿热者，二陈汤加白术、苍术、山栀酒炒，少佐以秦艽、防风之类。

怒气者，从中气条治。

第五六　厥

夫厥者，手足逆冷也，有阳厥，有阴厥。阳厥者，烦渴、谵语、身热、脉数而滑，为阳证也。阴厥者，身凉不渴、脉迟而微，为阴证也。盖阳厥者多而阴厥者少，殊不知非极热则不能发厥，故《原病式》谓热极似水，阳亢阴微。然亦有气虚而发厥者，为阴厥，属寒；血虚而发厥者，为阳厥，属热；又有气逆、痰逆而发厥者，皆属阳证。

主　方

伤寒发厥者，从仲景法治。

气虚者属寒，宜四君子汤加干姜、附子炮之类。

血虚者属热，宜四物汤合黄连解毒汤之类。

气逆者，脉沉或伏，宜苏合香丸或姜汁之类。

痰逆者，脉滑，宜二陈汤加竹沥、姜汁之类，瓜蒂散吐之。

口噤者，先用搐鼻法。

苏合香丸治卒暴厥不知人，未辨风痰、气厥，宜与此化浓汤灌之，醒后拟脉证用药。

附　方

四逆汤、**白虎汤**、**二陈汤**俱见伤寒门，**四君子汤**见虚损门，**四物汤**见妇人门，**苏合香丸**见诸气门，**黄连解毒汤**见伤寒门。

第五七　痫病附癫狂

痫之为病，诸书因风、惊、食为三痫，又以病象马、羊、鸡、猪、牛为五痫者。丹溪谓大率属痰与惊，不必分五等，盖因惊与痰火治，极是。

主　方

陈皮一钱　甘草五分　白茯神一钱　半夏汤泡，一钱　南星炮，一钱　黄连酒炒，一钱　枳壳炒，六分　瓜蒌仁去壳，杵，一钱　远志去心，八分　麦门冬去心，八分　牛黄六分，另磨入药

上剉一贴，生姜三片，水一钟煎至半钟，入竹沥一银盏，姜汁少许和服。

有痰者必用吐法，吐后用东垣安神丸及平肝之药青黛、柴胡、川芎之类。

癫狂者，丹溪谓神不守舍，狂言妄语，皆属于热。《素问》论云：多喜为癫，多怒为狂，五志所发皆火实制金，不能平木，则肝盛而多怒也，肝盛而复生火，干及阳明而为妄言也。《难经》有云：重阴者癫，重阳者狂，盖阴火盛而为癫，阳火旺而

为狂，虽有阴阳之分，而总归于热也。又谓服膏梁、芳草、石药，则热气剽悍，发为癫狂，则是证皆热明矣。

主　方

白茯神一钱　甘草六分　半夏汤泡，一钱　天花粉八分　贝母去心，一钱　黄芩酒炒，八分　黄连酒炒，八分　山栀仁酒炒，八分　远志去心，六分　归身三分　牛黄三分，另磨　辰砂三分，研，入药汁

上剉一贴，姜三片，水一钟煎半钟，入荆沥一盏，自然姜汁少许和服。火盛加童便一银盏。

有中邪者，则从邪治之，秦承祖灸鬼法即鬼哭穴，以两手大指相并缚定，用大艾炷骑络灸之，务令两甲角及甲后肉四处着火，一处不着则不效，徒灸也，可用自哀告求去矣。

经年不愈，心经蓄热，当清心除热。如痰迷心窍，当去痰宁心，又谓宜大吐下则愈。

附　方

东垣安神丸

黄连一钱五分，酒炒　辰砂水飞，一钱　酒生地黄五分　酒当归身五分　炙甘草五分

上为细末，汤浸蒸饼，丸如黍米大，每服十五丸，津咽下。

牛黄清心丸　治诸风。缓纵不随，语言蹇涩，痰涎壅盛，怔忡健忘，或发癫狂，并皆治之。

羚羊角末一两　人参去芦，二两半　白茯苓去皮，一两二钱　芎藭一两二钱五分　防风去苗，一两五钱　干姜炮，七钱五分　阿胶炒，一两七钱五分　白术一两三钱　牛黄研，一两二钱　麝香研，一两　犀角末二两　雄黄研，水飞，二钱　龙脑研，一两　金箔一千一百箔，内四百箔为衣　白芍药一两半　柴胡去苗，一两二钱半　甘草剉，炒，五

两 干山药七两 麦门冬去心，一两五钱 桔梗去芦，一两二钱五分 黄芩一两五钱 杏仁去皮尖、双仁，麸炒黄，一两一钱五分，别研 大豆黄[①]卷一两七钱，半炒 大枣一百个，蒸熟，去皮核，研成膏 神曲研，二两半 白敛七钱五分 蒲黄二钱半，炒 肉桂去皮，一两七钱半 当归去芦，一两五钱

上除枣、杏仁、金箔、二角末，及牛黄、麝香、雄黄、龙脑四味别为末入，余药和匀，炼蜜枣膏为丸，每两作十丸，以金箔为衣。每服一丸，食后温水化下。

第五八 邪 祟

丹溪云：血气者，身之神也。神既衰乏，邪因而入，理或有之。若夫血气两虚，痰客中焦，妨碍升降，不得运用，以致十二官各失其职，视听言动皆有虚妄，以邪治之，其人必死。《外台秘要》有禁咒一科，乃移精变气之小术耳，可治小病，而谓内有虚邪，外有实邪，悉能治之乎？

愚谓邪祟之病甚少，盖因气血虚脱者，然后见之，至此则难为矣。《难经》云：脱阴者见鬼，脱阳者目盲，其此之谓与。

第五九 怔忪附惊悸

戴氏论：怔忪者，心中不安，惕惕然如人将捕者是也。

大率有血虚、有痰火。思虑便动者属血虚，时作时止者属痰火，又有时觉心跳者属血少。

主 方

血虚者，宜四物汤加白术、茯神去木、圆眼肉、酸枣仁去

① 黄：原作“七”，据《太平惠民和剂局方》卷一牛黄清心丸条改。

壳、人参少许、甘草炙之类。

痰火者，二陈汤加黄连、黄芩俱酒炒、川归身少许、白芍药酒炒、竹沥、姜汁少许之类。

心跳者，川归身、川芎、白芍药酒炒、黄连酒炒、贝母去心、白术、红花少许、甘草、远志之类。

治劳役太虚心跳者，用朱砂、白芍药、归身、侧柏叶各三钱、川芎、甘草、陈皮各一钱、黄连一钱半，炒为末，猪心血丸服。

瘦人多是血少，肥人多是痰。

惊悸，属血虚用朱砂安神丸，有痰迷心窍用治痰药。

附　方

四物汤见妇人门，**二陈汤**见痰门。

朱砂安神丸

黄连酒炒，二钱五分　生甘草五分　朱砂水飞，一钱

上末，汤浸蒸饼，丸黍米大，每服十五丸，津咽下。

温胆汤　治心胆怯易惊。

半夏　竹茹　枳实各二两　生姜四两　陈皮三两　甘草一两

上剉，每服一两，水煎服。

第六十　健　忘

健忘者，易忽而失记也。丹溪谓精神短少，亦有痰者。

主　方

白术去芦，一钱　人参去芦，八分　白茯神去皮膜，八分　圆眼肉十个　甘草六分　远志去心，八分　酸枣仁去壳，八分　黄连酒炒，八分　莲子去心，七个　贝母去心，八分　石菖蒲九节者佳，八分　红

花酒浸，少许　川归身酒洗，四分　麦门冬去心，八分

上剉一贴，水一钟，煎至半钟，温服。

附　方

归脾汤　治思虑过度，劳伤心脾，健忘怔忡。

白术去芦　茯神去皮木　黄芪蜜炒　酸枣仁炒，各一两　圆眼肉一两　人参去芦，五分　木香五钱　甘草炙，二钱半

上剉，每服四钱，姜三片，枣一枚，水煎服。

定志丸　治心气不足，恍惚多忘。

人参三两　白茯苓三两　远志去心，二两　石菖蒲二两

上为末，炼蜜丸，朱砂为衣。

第六一　消　渴

消渴者，有上中下三消之名也。盖上消者属肺，多饮水而少食，大便如常；中消者属胃，多饮食而小便赤黄；下消者属肾，小便浊淋如膏之状。法当养肺降火生血为主。

主　方

上消者，宜兰香叶、白葵花、荜澄茄、升麻、黄柏、滑石、天花粉、麦门冬、甘草、黄芩之类东垣谓：高消者，舌上赤烈，大渴引饮，心移热于肺，传为膈消者，以人参白虎汤治之。

中消者，宜黄芩、黄连、石膏、山栀、天花粉、知母、甘草、麦门冬之类叔和谓：口干、饮水、多食即虚成消中者，调胃承气、三黄丸治之。

下消者，宜五味子、知母、黄柏、玄参、生地黄、天花粉、黄连、甘草之类东垣谓：下消烦燥引饮，耳轮焦干，小便如膏，以

六味地黄丸治之。又谓能食者必发脑疽背疮，不能食者必传①中满鼓胀，皆为不治之证。洁古分而治之：能食而渴者，人参白虎汤；不能食而渴者，钱氏白术散倍加干葛治之。

大法黄连、天花粉二味为末，藕汁、人乳汁、生地黄汁佐以蜜、姜汁为膏，和二末徐徐留舌上，以白汤少许送下，能食者加石膏。

一方缲丝汤饮之一曰吐之。此物属火，有阴之用，能泻膀胱中相火，引气上潮于口。如无缲汤，以茧壳丝绵煮汤代之。

天花粉，治消渴之圣药也。

一忌治法：禁半夏，不宜汗。

附　方

人参白虎汤、**调胃承气汤**俱见伤寒门，**六味地黄丸**见虚损门。

三黄丸　治丈夫妇人三焦积热。喉肿，心烦，小便赤涩，大便秘结并治。

黄连去芦、须　黄芩去枯　大黄煨，各十两

上为末，炼蜜丸，梧子大。每服四十丸，热水下。

钱氏白术散　治身热不退。此药清神生津，除烦止渴。

人参　白术　甘草　白茯苓各二两　木香　干葛　藿香叶各一两

上剉，每服二钱，水一盏煎六分，温服不拘时。

第六二　便　浊

便浊属湿热与痰在中宫。胃气浊而下陷，干于血分则赤，干于气分则白，虽有赤白之异，而无寒热之分，盖皆湿热为之

① 者必发……必传：此13字原漫漶不清，据《东垣十书·消渴论》改。

也。治宜燥湿降火，兼升提之。有房劳过度者，当加补阴法治。又有过饮浓厚者，宜断厚味。

主　方

白术去芦，二钱　苍术泔炒，一钱　陈皮一钱　甘草梢六分　白茯苓一钱　半夏汤泡，一钱　升麻三分　柴胡四分

赤浊，加芍药酒炒，八分、黄柏酒炒，八分、山栀仁去壳，酒炒，八分。

白浊，加滑石研，一钱、蛤粉一钱、黄芩酒炒，八分。

痰盛，加蛤粉一钱、青黛六分、南星炮，八分。

饮厚味，加山楂肉去子，一钱、神曲炒，八分、香附盐水炒，六分。

涩痛，倍甘草梢，加滑石研，一钱、黄柏酒炒，六分、牛膝去芦，六分、木通三分。

久浊，加黄柏酒炒，六分、樗根白皮八分。

房劳，加川归身六分、川芎六分、白芍药一钱、生地黄姜汁炒，一钱、黄柏酒炒，六分、红花酒洗，少许。

附　方

珍珠粉丸　治便浊赤白。

黄柏新瓦上炒赤，一斤　真蛤粉一斤　真珠三两，研

上末，水丸，服百丸，空心酒下。或加樗皮、滑石、青黛，一方无珍珠。

第六三　遗　精

遗精之病有二，梦交者为梦遗，主相火；自遗者为精滑，主湿热，皆火为之动也。然亦有阴虚而遗者，有虚脱而滑者，

有思想而遗者，有厚味饮酒而遗滑者，各因其证而治之。

主　方

川归去芦，八分　川芎八分　白芍药一钱　熟地黄一钱　黄柏酒炒，八分　知母酒炒，八分　白术去芦，八分　甘草六分

阴虚梦遗者，多因房欲过度，损伤精血而致，脉浮而涩，加小草①去梗，八分、山茱萸去核，八分、山药八分、莲须去瓣，六分、枸杞子一钱。

虚脱遗滑者，加牡蛎粉童便煅，一钱、小草八分。参阴虚条加治。

思想而梦遗者，其病在心，脉沉而涩，加远志去心，八分、莲肉去心，七个、酸枣仁去壳，八分、山茱萸去核，六分、茯神去膜，六分、人参去芦，三分。

厚味而遗滑者，脉滑而有力，加黄连酒炒，八分、蛤粉一钱、神曲炒，八分、苍术泔炒，六分、升麻二分，仍须断酒厚味。

梦遗精滑甚而久者，加樗根白皮五分。

附　方

固精丸　治心神不安，肾虚自泄梦遗。

黄柏酒炒，一两　知母酒炒，一两　芡实去壳，一钱　牡蛎童便煅，三钱　莲须一钱　茯苓一钱　远志去心，一钱　龙骨童便煅，二钱

上末，山药糊丸，梧子大，朱砂为衣，每服五十丸。一方加茱萸三钱。

六十四　淋闭附不禁

淋闭者，小便滴沥而不通也。盖肺主气，痰热隔滞中焦，

① 小草：远志叶，《神农本草经·远志》："（远志）叶名小草。"

气不升降，如滴水之器上窍不通而下窍不出也。然亦有实热、死血、痰湿阻滞气道而为淋为闭，又有气虚、肾虚而短涩者。此证禁汗，汗则便血。

主　方

痰热隔滞中焦者，二陈汤煎大碗顿服，提其气而吐之。

实热者，当利之，或八正散，大便动则小便自通。

死血者，用牛膝、桃仁、红花、没药、五灵脂、归身、川芎、木通、滑石之类，牛膝膏可用。跌扑损伤加苏木。

痰者，二陈汤加柴胡、山栀、木通、滑石之类。

湿者，二陈汤加苍术、山栀、木通、滑石之类。

气虚者，四君子汤加木通、山栀之类。

血虚者，四物汤加山栀、木通、黄柏、知母之类，滋肾丸可用。

淋用益元散加山栀、木通，或用山栀一合，炒，白汤吞之。夏月以茴香煎汤，调益元散服之。

淋涩有血，因火燥下焦；无血，气不得降，而渗泄之淋不行也。

阴茎痛是厥阴经气滞兼热，用甘草梢，盖欲缓其气耳。

小便因热郁不通，用赤茯苓、黄芩、泽泻、车前子、麦门冬、桂、滑石、木通、甘草梢。气虚加木香、黄芪，淋痛加黄柏、生地黄，夏月调益元散。

伤寒后脱阳，小便不通，茴香调生姜自然汁敷小腹上，服益智、茴香煎，调益元散。

老人气短而小便不通，四物加黄芪、人参，吞滋肾丸。下焦血气干者死。

小便黄用黄柏，如涩数，加泽泻。若湿热流注下焦而小便黄赤涩数，用山栀、泽泻切当，湿多者宜滑石利之。

下焦无血，小便涩数而黄者，用四物汤加黄柏、知母、牛膝、甘草。

转脬，小便闭，胎妇禀受弱、忧闷多、性急躁、食味厚皆能致之。古方用滑利疏通药鲜效，因思脬为胎所堕，展在一边，脬系了[①]戾不通，胎若举起，脬系得疏，水道自行丹溪自有医案一条在《纂要》，可照治。

小便不禁，属热、属虚，有脾约证见六十六篇。

附　方

四君子汤见虚损门，**四物汤**见妇人门，**二陈汤**见痰门。

滋肾丸　治不渴而小便闭，邪热在血分也见火热门。

牛膝膏

牛膝一合

剉，用水五钟，煎耗其四，入麝香少许。

八正散

大黄　瞿麦　木通　滑石　扁蓄　车前子　山栀　甘草等分

上剉，每服五钱，入灯心，水煎服。

小蓟汤　治下焦结热，血淋。

生地黄　小蓟根　通草　滑石　栀子仁　淡竹叶　当归　藕节　甘草等分

上剉，每贴五钱，水煎，空心服。

第六五　关格当与呕吐、淋闭篇相参处治

关格者，上下不通之谓也。丹溪谓：寒在上，热在下。此

---

① 脬系了：底本此3字漫漶不清，据《格致余论·胎妇转胞病论》改。

证多死，盖因寒在胸中，遏绝不入则吐逆，故曰格；热在下焦，填塞不通则溺闭，故曰关。关格之脉，两寸俱盛四倍，法当吐，以提其气之横格，吐而不通又吐之，不必在出痰也，二陈汤探吐之。

第六六　秘结附脾约

丹溪论治秘结有数种之分，然其要当辨乎虚实而已矣。盖阳盛气滞则秘，阴衰血燥则结，此言老人及病虚弱者之秘结也。治当生血润燥为主，随其所见之证加减治之，不可下也，虽下之暂得一时之快，愈下愈结则真气涸而死期迫矣。惟实热，肠胃燥屎而闭结者，下之则愈。

主　方

当归梢一钱　生地黄一钱　红花酒洗，六分　白芍药一钱　生甘草六分　枳实一钱　升麻三分　桃仁去皮尖，杵，一钱　麻子仁去壳，二钱

上剉一贴，水煎服。欲下者，加大黄一钱西北之人禀多壮实，有可下者；东南之人禀多怯弱，不可下也。

古方有脾约证，制脾约丸，谓胃强脾弱，约束津液不得四布，但输膀胱，故小便数而大便难，曰脾约。与此丸以下脾之结燥，肠润结化，津流入肾而愈。然既曰必阴血槁枯，内火燔灼，热伤元气，故肺金受火而津竭，必窃母气以自救，金耗则土受木伤，脾失转输，肺失传送，宜大便秘而难，小便数而无藏蓄也。理宜滋养阴血，使阳火不炽，金行清化，脾上清健，津液入胃，肠润而通矣。今此丸用之热甚而气实与西北方人禀壮实者无不安，若用之东南方人与热虽盛而气血不实者，虽得暂通，将见脾愈弱而肠愈燥矣。须知西北人以开结为主，在东

南以润燥为主。

蜜导法：以蜜炼如饧，捻成指大，长二寸许以纸捻为骨尤便，纳谷道中。

附　方

备急丸见心痛门。

润肠汤　治大肠结燥不通。

熟地黄一钱　当归梢一钱　升麻一钱　生地黄二钱　桃仁一钱　麻仁一钱　红花三分　生甘草二钱　大黄一钱

上剉，水煎，温服。

润肠丸　治脾胃中伏火，大便秘涩，不思食及风结血秘。

桃仁去皮尖　麻仁各一两　当归梢　大黄煨　羌活各五钱

上除二仁另研，余为末，炼蜜丸，白汤下。如风湿，加皂角煨，去皮、秦艽；如脉涩气短，加郁李仁。

通幽汤　治大便难，幽门不通上循吸门噎塞，气不得下，以辛润之。

甘草炙　红花各一分　生地黄　熟地黄　升麻　桃仁泥　当归身各一钱

上剉，水煎，调槟榔末五分，稍热服之。

润体丸　能治血燥，治大便不通。

麻仁　当归　生地黄　桃仁　枳壳各一两

上为末，炼蜜丸。

脾约丸

麻仁二两一钱半　枳实炒　厚朴　芍药各一两　大黄四两，蒸　杏仁去皮尖，炒，一两二钱

上末，炼蜜丸，梧子大。每服二三十丸，温汤下。

第六七　脱　肛

脱肛属气血虚与热，而气下陷也。盖气虚者少而血虚者多①，当补血凉血兼升提之。

主　方

川芎八分　川归八分　白芍药一钱　黄柏酒炒，八分　黄芩条实，一钱　山栀酒炒，八分　升麻三分　甘草六分　槐花炒，一钱

上剉一贴，水煎服。气虚坠下，久不收者，加人参八分、黄芪炙，八分、白术八分；血虚加生地黄一钱、白术八分；有热加黄连酒炒，八分。

脱肛不收者，以五倍子为末，托而上之，一次未收，至五七次必收。又方，以陈壁土煎汤，先薰后洗。

第六八　痔漏附肠风

痔之为病，皆因脏腑虚而外感风湿，内蕴热毒及醉饱房欲，故血气下坠，结聚肛门而为痔也。虽有五痔之分，大概属血虚与热。治当生血凉血宽肠而升提之。

主　方

槐花炒，一钱　枳壳炒，一钱　川归八分　川芎八分　芍药一钱　生地黄一钱　黄连酒炒，一钱　槐角炒，杵，一钱　黄芩条实，一钱　升麻三分

因房欲者，加黄柏酒炒，八分、知母酒炒，八分、白术六分、玄参八分；肠风下血，乃胃与大肠出也，加秦艽六分、桃仁去皮

① 多：原脱，据文义补。

尖，杵，八分、荆芥穗三分；如鲜血下不止者，加地榆八分、莲蓬烧灰，三分；若先粪而后血者，再加山栀炒焦，一钱。

洗痔，药用五倍子、朴硝、桑寄生、莲蓬煎汤，先薰后洗。肿者，木鳖子、五倍子为末调敷。

漏疮，先须用补药以生气血，参芪归术为主，大剂服之。外以附子为末，津和作饼子如钱厚，以艾灸之，漏大者艾炷亦大，漏小炷亦小，艾令微热，不可令痛，饼干则易①之，再和再灸，如困且止，次日再灸，直至肉平为度或仍前附补气血药作膏药贴之。

附　方

秦艽羌活汤　治痔成块下垂，不任其痒。

羌活一钱二分　秦艽　黄芪各一钱　防风七分　升麻　甘草炙　麻黄　柴胡各五分　藁本三分　细辛　红花各少许

上剉一服，水煎。忌风寒、大小便。此方治痔甚效。

槐角丸　治诸痔及肠风下血，脱肛。

槐角一两　防风　地榆　当归　枳壳　黄芩各等分

上末，糊丸，梧子大，空心米汤下三十丸。

第六九　黄　疸

丹溪论黄疸不必分五种，同是湿热，与罯曲相似②，当分湿热多少而治，皆宜利小便为要。盖黄疸，俗谓之发黄，目黄、汗黄、溺黄，以白布试染之，黄者为是，否则非疸类也。亦有

---

① 易：原作“亦”，音近致误，据《丹溪心法·漏疮》及文义改。

② 与罯曲相似：指黄疸发病的机理与造曲发酵时湿热熏蒸，日久变色的原理一致。

因食积者，量其虚实而下之，此外不可下也。

主　方

白术去芦，六分　甘草五分　猪苓八分　泽泻八分　茯苓八分　木通去皮节，六分　茵陈六分　山栀酒炒，八分　黄连酒炒，八分　黄芩酒炒，八分

湿多则痞塞，或面微肿者，加苍术米泔浸，炒，八分、陈皮六分、半夏汤泡，姜汁炒，八分、木香另磨，三分、厚朴去皮，姜制，二分、山楂一钱。

食积则痞闷，或中脘微痛，大便实者加枳实一钱、大黄一钱，下后再不可用，减白术。

或因脾胃虚弱，饮食过伤，饱闷痞塞者，加山楂一钱、大麦芽八分、枳实麸炒，六分、木香二分、陈皮八分、半夏八分。

附　方

茯苓渗湿汤　治黄疸。寒热，呕吐而渴欲饮冷，身体面目微黄，小便不利，不得安卧，不思食。

白茯苓五分　泽泻三分　茵陈六分　猪苓二钱　黄芩　黄连　栀子　防己　白术　苍术　陈皮　青皮　枳实各三分

上剉，水煎服。

第七十　斑附丹疹、冷丹

丹溪谓发斑属风热挟痰而作，自里而发于外，宜防风通圣散微汗以散之，去硝黄尤为稳当，下之非理。又谓内伤发斑，胃气极虚，一身之火游行于外，宜补以降之，如玄参升麻汤之类。玄参能泻无根之游火，补而能降，正合此也。然又有伤寒发斑者数种，则当从仲景法治。戴氏谓斑有色点而无头粒者是也。

疹属热与痰在肺，清肺火、解痰或解散出汗，亦有可下者，防风通圣散可用。戴氏谓疹浮小而有头粒者是也，随出即没，没而复出。

丹疹，丹则斑片而红，疹则浮小而有头粒，盖相杂而出，故谓之丹疹也。皆恶热，毒血蕴蓄于命门，遇相火合起则发也。如遇热时，以通圣辛凉之剂解之，寒时以葛根、升麻辛温之剂散之。凡丹从四肢入腹者死。

冷丹属血风、血热，用通圣散、消风散。有痰血相搏，用蝉蜕、僵蚕、荆芥、南星治之，又用吐法。俱出丹溪原意。

附　方

玄参升麻汤　治发斑见寒门。

防风通圣散见中风门。

消风散

荆芥穗　甘草炙　陈皮去白　厚朴各五钱　白僵蚕　蝉蜕去土，炒　人参　茯苓　防风　芎䓖　藿香　羌活①

上为末，每服二钱，荆芥煎汤或茶清调下。

第七一　瘿　气

丹溪谓瘿气先须断厚味。海藻一两，黄柏二两，为末，置掌中，时时舐之，以津咽下。消三分之一，止药。

第七二　结　核

丹溪谓结核在项、在臂、在身，如肿毒，不红、不痛、不

① 白僵蚕……羌活：底本无剂量，《太平惠民和剂局方》消风散陈皮、厚朴各半两，其余各二两，可参。

作脓者，多是痰注不散。

耳后、顶门各有一块，僵蚕炒、大黄酒炒、青黛、胆星为末，蜜丸噙化。

颈颊下生核属痰，二陈汤加大黄炒、连翘、桔梗、柴胡。

臂核作痛，二陈加连翘、川芎、皂角刺、防风、黄芩酒炒、苍术。

第七三　疮疡附痈疽、附骨疽、臀痈、内疽、肺痈、肠痈、乳硬、囊痈、便毒、瘰疬、天泡疮、臁疮、下疳疮、金丝疮、疮痛、身上虚痒、疔疮

经曰：诸痛痒疮疡，皆属心火。盖人之一身，气阳而血阴，并行而不息，或感六淫七情、膏粱食毒，皆致气血混浊，相搏而为火，则津液稠黏，凝塞道路，留积而为痈肿疮疡。《局方》多用五香燥热劫剂通治诸疮肿毒，盖香能发散，施于轻者可，气行则愈，愈甚者施之，岂不反助火邪？况岁气亦有转运，寒热不同，而治法亦当因之而有异也，故曰必先岁气，毋伐天和。

痈疽因积毒在脏腑，初起之时即当艾围灸之，截其毒，此急救之良法也。灸后即用拔毒膏药敷贴之，切勿以粗工追治及草药罯敷，气血得寒则凝，且使毒气攻内，不救多矣。内治之法，初当清热解毒，溃后补血养风，兼清余毒，又必须视其经络部分兼时令治之。

主　方

甘草节一钱　连翘八分　天花粉一钱　皂角刺八分　金银花一钱　贝母八分　玄参去芦，一钱

初作毒，发时或寒热者，脉浮大，加黄连酒炒，六分、黄芩酒炒，六分、白芷六分、羌活六分、川归身五分、芍药酒炒，一

钱、枳壳炒，八分，大便实加酒炒大黄一钱、升麻六分，热退减芩连，解毒万病丸、沉香化气丸俱可用。

里热，及烦渴咳嗽者，加黄芩酒炒，六分、瓜蒌仁去壳，杵，一钱、枳实一钱、桔梗六分。

恶心，不思食者，乃邪气盛故也，加乳香箬炙，六分、绿豆一撮、黄连酒炒，八分，入酒半盏和服，护心散亦可用。

脓溃者，加归身六分、茯苓八分、人参去芦，三分、川芎六分、白芍药一钱、生地黄一钱、黄芪蜜炙，八分、白术六分。

《精要》[①] 谓排脓内补十宣散，治未成者速散，已成者速溃。诚哉，是言也！若用之于小疮疖与冬月亦可，转重就轻，移深于浅。若溃疡与夏月用之，其桂、朴之温散，佐以防风、白芷，吾恐虽有参芪难为倚仗。比见世人用此不分轻重、时令、经络、前后，如盲人骑瞎马，半夜临深池，危哉！

诸经惟少阳、厥阴之生痈疽宜预防之，以其多气少血也。血少而肌肉难长，疮久未合，必成死证。苟不知此处，用驱逐利药以伐其阴分之血，祸不旋踵。

蜞蚂蝗也针之法，可施于轻小证侯，吮出恶血，若积毒在脏腑者，徒竭于外，无益也。

外施贴药亦发表之意，《精要》谓贴冷药有神效。夫气得热则散，得冷则敛，何谓神效，以曰“发表不远热”是也。贴药惟轻小疖毒可也。

蒲公英化热毒、消恶肿结核有奇功。田间路侧皆有之，三四月间开黄花似菊，味甘，解食毒，散滞气，可入阳明、太阴，同忍冬藤即金银花煎，以少酒佐之。

---

① 精要：即《外科精要》，宋·陈自明撰，三卷。

痈疽已破未破，用皂角刺能钻引至溃处。

肿疡用手按之，热则有脓，不热则无脓。

脓出而反痛者，此为虚也，宜补之。亦有秽气所触者，宜和解之。风冷所逼者，宜温养之。

疽发深不疼者，胃气太虚，则死肉多而不知痛也。

肿疡时呕者当作毒气上攻治之，溃后当作阴虚补之。若年老发呕不食，又宜参芪白术膏峻补，随证加佐药。河间谓疮疡呕者，湿气侵于胃也，宜倍白术。

痈疽发渴乃血气两虚，用参芪以补气，当归、地黄以养血，或忍冬丸、黄芪六一汤。

加味十全大补汤治痈溃后，补气血、进饮食实为切要。凡脓血出多，阴阳两虚，此药有回生起死之功，但不分经络，不载时令，医者触类而贯之可也。或见痛平肿宽，遂以为安，慢不加省，无补接调养之功，愈后虚证乃见，因而转或他病者多矣。

附骨疽者，皆素因久得厚味，及酒后涉水得寒，故深入皮枢穴左右，积痰瘀血相搏而成也，宜用甘草节、金银花、皂角刺、天花粉、贝母、青皮、牛膝、条芩、桃仁、当归身、白芍药、苍术、黄柏之类。

臀痈者，臀居小腹之后，在下，此阴中之阴也。道远位僻，虽曰多血，然气运不到，血亦罕来，中年后尤虑患此。才有肿痛，参之脉证，但见虚弱，便与滋补血气，可保终吉，宜八物汤加贝母、天花粉、甘草节、黄连之类。

内疽者，皆素因饮食之火挟七情之火相郁而发。饮食者，阴受之；七情者，脏腑受之。宜其发在腔子而向内，非干肠胃肓膜[1]也，宜四物汤加桔梗、香附、黄连、天花粉、甘草节、贝母之类。

肺痈先须发表，《千金方》曰：病咳唾脓血，其脉数实，或口中、胸中隐痛，脉反滑数者为肺痈。其脉紧数为脓未成，紧去但数，脓为已成。

肺痈治法，《要略》先以小青龙汤一贴以解表之风寒邪气，然后以葶苈大枣泻肺汤、桔梗汤、苇叶汤随证用之以取脓，此治肿疡之例也，终以韦宙独行方名黄昏汤，见附方以补里之阴气，见治溃疡之例也。

肺痈已破，入风者不治或用太乙膏丸，服以搜风汤吐之。

吐脓血如肺痈状，口臭，他方不应者，宜消风散入男子发灰，清米饮下，两服可除。

肠痈作湿热积治，入风难治，《千金》谓妄治必杀人。其病小腹重，强按则痛，小便似淋，时时汗出复恶寒，身皮甲错，腹皮急如肿，脉数者微有脓也。巢云：洪数已有脓，脉若迟紧者未有脓，甚者腹胀大，转则有水声，或绕脐生疮，或脓自脐出，或大便脓血。问曰：羽林妇何以知肠有脓？师曰：脉滑而数，滑则为实，数则为热，滑则为荣，数则为卫，卫数下降，荣滑上升，荣卫相干，血为败浊，小腹坚满，小便或湿[2]、或自汗、或恶寒，脓为已成，设脉迟紧则为瘀血，血下则安。

肠痈治法，《要略》以薏苡仁附子败毒散，《千金》以大黄牡丹汤，《三因》以薏苡汤治之。《千金》又有灸法：曲两肘，正肘头锐骨，灸百壮，下脓血而安。

---

① 肓膜：原作“盲目”，据《医学纲目》及文义改。

② 湿：《脉经》作“涩”，义胜。

乳硬，多因乳母不知调养所致。盖乳房阳明所经，乳头厥阴所属，忿怒所逆，郁闷所遏，厚味所釀，以致厥阴之气不行，故窍闭而汁不通，阳明之血沸腾，故热甚而化脓。或因所乳之子膈有滞痰，含乳而睡，口气焮热所吹而生结核，初便忍痛揉软，吮令汁透可散，否则结成矣。治法以青皮疏厥阴之滞，石膏清阳明之热，生甘草节行污浊之血，瓜蒌子消肿导毒，或加没药、青橘叶、皂角刺、金银花、当归，或汤或散，须以少酒佐之，若加艾火两三壮于痛处尤妙。彼粗工便用针刀，必惹拙病。

乳痈，用蒲公英同忍冬藤，入少酒煎服，即欲睡是其功也，即觉而病安矣。

乳痈未溃，以青皮、瓜蒌、桃仁、连翘、川芎、橘叶、皂角刺、甘草节，随证加减煎服；已溃，以人参、黄芪、川芎、当归、白芍药、青皮、连翘、瓜蒌、甘草节煎服。

囊痈者，湿热下注也。有作脓者，此浊气顺下将流入渗道，因阴道或亏，水道不利而然，脓尽自安，不药可也，惟在善于调摄耳。又有因腹肿渐流入囊，肿甚自裂开，睾丸悬挂水出，以辅炭末敷之，外以紫苏叶包裹，仰卧养之。

痈疽入囊者，川谷尝治数人，悉以湿热入肝经施治，而用补阴佐之，虽脓溃皮脱、睾丸悬挂，皆不死。

便毒，足厥阴湿气，因劳倦而发，用射干三寸，同生姜煎，食前饮，得利二三行效射干，紫花者是，红花者非。一方用破故纸、牛蒡子微炒、牵牛炒、大黄酒拌，煨等分，末之，每服一两，酒调下。又方，已结成脓者，用大黄、连翘各五钱、枳实三钱、厚朴、甘草各二钱、桃仁二十一粒、姜三片，分三服，煎服。消毒汤、神仙活命饮双手可用。

瘰疬，必起于少阳一经，不守禁忌，延及阳明。大抵食味之厚，郁气之积，曰毒、曰风、曰热，皆此二端，拓引变换。须分虚实，实者易治，虚者可虑，以其属胆经，主决断，有相火，且气多血少。妇人见此，若月经不作，寒热便生，稍久转为潮热，危矣。自非断欲食淡，神仙不治也。

治瘰疬，用必效散与瓜蒌散相间服，神效。

《本草》言夏枯草大治瘰疬，散结气，有补养厥阴血脉之功，而经不言。观其能退寒热，虚者可仗，若实者以行散之药佐之，外以艾灸，亦渐取效。

治血少，马刀瘰疮，肚泄，以四物汤加芍药炒、牡蛎细研、陈皮、柴胡、甘草、黄连、玄参、神曲炒、桑椹膏。

天泡疮，用通圣散及蚯蚓泥略炒，蜜调敷。从肚皮上起者，里热发外，还服通圣散。又方，用野菊花、枣木根煎汤洗，黄柏、石膏为末敷。又方，用铁浆，刀水磨搽，甚奇妙。

臁疮，用白胶香一两、黄柏、石膏各一两、青黛五钱、龙骨五分为末，以香油调敷。又方，香油入头发如梅大，煎三五沸，去发，入白胶香、黄蜡各一两，烊化，入生龙骨、赤石脂、血竭炒各一两，搅匀候冷，瓷器盛，捏作薄片，贴疮口，外以竹箬包之，三日翻过药丹，贴以滑血药，洗之。又方，用箬子剪去两头，以黄柏煮汁令调和，白胶香、蓖麻同捣成膏，摊箬糙面，折缚光面贴之，先以清水洗干。

下疳疮，用青黛、海蛤粉、密陀僧、黄连为末敷。又方，以鸡内金即鸡肫皮烧存性，为末敷之。又方，以密陀僧、黄柏、滑石为极细末敷之，干则先用香油搽，次敷药，神效。

金丝疮，其状如绳线，巨细不一，上下行至心即死。可于疮头上截经，刺之以出血，后嚼萍草根涂之，立愈。

疮痛不可忍者，用苦寒药可施于资禀厚者，若资禀素弱者宜于补中益气中加苦寒药也。若血热之人，疮痛宜四物汤加黄芩、鼠粘子、连翘，在下加黄柏。若肥人，湿热疮痛，宜防风、羌活、荆芥、白芷，盖取其风能胜湿故也。

身上虚痒，四物汤加黄芩，调浮萍末一钱服。又遍身痒，凌霄花为末，酒调下一钱。

疔疮，皆食毒及膏粱，郁热在胃，挟火而作，所以属阳明部分，发于唇面者多。虽有数种之分，而总归于热毒也。初起勿以敷诸粗工割切，以伤经络，损坏气血，多致不救。急宜外用拔毒膏药追贴，以出其根；内宜清热解毒以彻其邪，须当及早，缓不逮事矣。

主　方

天花粉一钱　贝母去心，一钱　金银花一钱　甘草节八分　芍药酒炒，八分　连翘八分　茜草根八分　羌活四分　归身八分　乳香八分　白芷五分　绿豆粉一钱　皂角刺六分　黄连酒炒，八分　山栀子酒炒，八分

初发时加大黄酒炒，一钱、射干八分、升麻六分、好酒半银盏，神仙解毒万病丸可用。若再欲下之，沉香化气丸用。

若发热有痰嗽者，加瓜蒌仁去壳，杵，一钱、青黛一钱、黄芩酒炒，八分。

护心散可常合服，以防毒气入心。

外拔毒、追毒，宜用蓖麻子去壳和新采山药，同捣成膏，捏作厚饼子，中高边低，如荷蒂样，覆疮上，经宿根出，再易新捣者，贴以根出尽为度，根出尽后用蛤蟆皮贴之，时时换易，以好为度。非独于疔疮，及他毒有头者俱可用之，此方秘传甚验。

蟾酥乃治诸毒之要药也，制合得宜，敷服皆可用。蛤蟆皮

即蟾皮也，大能收毒，外贴不可缺也。

附　方

八物汤见虚损门，**四物汤**见妇人门，**沉香化气丸**见诸气门，**消风散**见斑门，**通圣散**见伤寒门，**十全大补汤**见虚损门。

神仙解毒万病丸　能解一切毒。

文蛤一名五倍子，槌破，洗焙净，秤二两　千金子即续随子，去壳，研，取霜一两　山慈姑去皮净焙，二两　红芽大戟去芦，洗焙干，秤一两半　麝香另研，二钱

上除千金子、麝香外，三味末，却入二味药，研匀，糯米打糊，调药杵千余下，丸弹子大，每服磨一粒，汤使随证用之，备后。

此丸出《袖珍方》，考其治证太多，恐亦未然，今损益而录之，素所验者，狐狸、鼠莽、疯犬、蛇蝎、恶虫等毒及食河豚、疫死牛马六畜诸毒并用，东流水或薄荷汤磨服，亦可涂之；中蛊、砒丹、金石药毒并用，生姜、蜜汤磨服；痈疽发背、疔肿、鱼脐风疹、赤瘤诸般恶疮肿毒并用，薄荷汁磨服之；心腹恶气攻争疼痛并用，酒磨服之；山岚瘴气、邪疟、鬼气、中恶、鬼掣、客忤、鬼魇并用，菖蒲汤或桃柳枝汤磨服之；跌扑损伤、磕折肢体并用，松节煎酒磨服。凡外肿毒并伤，用水磨涂。孕妇禁服。

消毒汤　治恶疮，脓未成、已成及肿大等证。

紫花地丁去芦　金银花　大黄酒浸泡　当归　赤芍药　黄芪各五钱　甘草二钱，加升麻

上剉为末，作一服，酒一碗，银石器煎五分服。

桔梗汤　治肺痈。心胸气壅，咳嗽脓血，心神烦闷，咽干多渴，两脚肿满，小便赤黄，大便多滞。

桔梗去芦　贝母去心膜　当归去芦，酒浸　瓜蒌仁去壳　枳壳去

穰，麸炒　桑白皮蜜炙　薏苡仁炒　防己各一两　甘草节生　杏仁去皮，麸炒　百合蒸，各五钱　黄芪一两五钱

上剉，每服一两，生姜五片，水一盏半煎至八分，去渣，食后温服。大便秘加大黄，小便秘加木通。

立效散　治下疳。

灯草灰入轻粉、麝香少许，干糁。

蟾酥丹　治疔。

用蟾酥以白面、黄丹搜作剂，丸如麦粒大，针破疔疮，以一粒纳之。又方，单用蟾酥，粳米大，针疮破，纳之，轻者不须针，用水澄膏贴。一方，取蟾酥油调封口。

内补十宣散　治一切痈疽疮疖，未成者自然消之，已成者能令速溃。凡疮，痒者多是血虚，此药消风生血。

人参去芦　黄芪盐汤润，焙　当归各二两　厚朴姜制，焙　桔梗去芦　桂心不见火　甘草　川芎　防风去芦　白芷各一两

上同为末，每服三钱，热酒调下或木香汤调下。

薏苡仁附子败毒散　治肠痈，身甲错，腹皮急如胀，本无积聚亦无热，而脉自数者。

附子炮　败酱各二钱　薏苡仁十个

上剉，水煎服。

葶苈大枣泻肺汤　治肺喘不得卧。

葶苈炒黄，研末，丸如弹子　大枣

上以水三盏，入枣煎至二盏，去枣入葶苈煎至一盏，服之。

大黄牡丹汤　治肠痈，脉迟紧，未成脓可下之，成则不可下。

大黄四两　牡丹皮三两　芒硝二两　桃仁五十个　瓜子一升

上剉，水煎服，顿服之。

黄昏汤圆《图经》云韦宙独行方：胸中甲错是为肺痈，当宜以黄昏汤治之

合欢树皮一掌大

以水三钟煮至半分，作二服。

苇叶汤 治咳，有微热，烦，胸心甲错。

苇叶二斤 薏苡仁半斤 瓜蒌仁半斤 桃仁去皮尖，五十个

上剉，水煎服。

必效散 治久患瘰疬不愈，服此药取效如神。

南鹏砂二钱五分 轻粉一钱 斑蝥四十个，去头翅 麝香五分 白槟榔一个 巴豆五粒，去皮、心、膜

上①

瓜蒌散

瓜蒌不以多少，焙干为末，每服三钱，热酒米饮调服。

太乙膏 治一切痈疽疮疖，贴之神效并可内服，详证作汤。

玄参 白芷 当归 肉桂 大黄 赤芍药 生地黄各一两

上剉，用麻油二斤浸，夏三日，冬十日，去渣，油熬黄丹一斤收之。

护心散 治发背及诸恶毒，冲心呕吐等证并宜服之。

生绿豆粉四两 乳香一两 青箬炙

上为末，每服三钱，甘草汤调服。

---

① 上：底本此后漫漶不清，《外科精义》卷下载必效散服法为“上同研极细，取鸡子清二个去黄，调药匀，却倾在鸡子壳内，湿纸数重糊定，无令透气，饭甑内与饭一处蒸，饭熟取药，曝干，研极细末。用时相度虚实，虚人每服半钱，实人每服一钱，并用炒生姜酒下。五更初服药，至平明取下恶物。如觉小腹内疼痛，便用麻子烧灰入没药等分，同研细，用茶调下一钱，便入大肠。其取下恶物，如烂肉老鼠儿及新成卵内雀儿，是药之效。妇人有胎，不可服”，可参。

当归连翘汤 治痈疽疖疮、风热及痛、咽疼、喉秘等证。

当归酒洗 连翘去梗 大黄 山栀 芍药 金银花各等分

上剉，水煎服。

消毒汤 治横痃，即便毒，又名鱼口疮，服之立效。

大黄三钱 草木鳖去壳三个 荆芥穗一钱 川归一钱 薄荷五分

上剉，酒煎服。

神仙活命饮 治一切肿毒，初发作时服之立效。

天花粉 皂角刺醋炒 金银花 陈皮各一钱半 白芷七分 川归一钱 赤芍药 防风去芦，各六分 甘草节七分 乳香 没药 贝母去心，各一钱 川山甲蛤粉炒，去粉，八分

上剉，酒煎热服。

长肌膏 治年久诸般烂疮，贴之即愈，神效。

白烛油四钱 黄蜡八钱 香油八钱 大枫子去壳，切细，五钱 苦参切细，四钱 黄连三钱 黄柏三钱 番木鳖切细，二钱。以上七味同煎，去渣，入后三味 枯矾三钱 轻粉三钱 密陀僧研细，五分，入前，去渣，油煎

上将前七味同煎去渣，入轻粉、密陀僧、枯矾拌匀，俟凝视疮口大小，做薄饼，簪穿小孔十数，贴疮上，或日易之，盐茶汤洗疮，洗饼再贴，以好为度。

愈癣丸 治诸般风癣疮，立效。

天花粉三钱 黄丹 轻粉各一钱 绿梨根去心，五钱 枯矾二钱 藓黄根五钱

上为细末，醋糊丸，弹子大，晒干每用一丸，醋磨搽癣上。

扫疥散 治诸疥疮、热疮、遍身疮疖，神效。

大黄五钱 蛇床子五钱 黄连五钱 金毛狗脊五钱 黄柏五钱

苦参五钱，以上六味同研细末，入后药　硫磺四钱　雄黄一钱五分　轻粉一钱　大枫子去壳，五钱　木鳖去壳，五钱　黄丹二钱五分　水银四钱，茶末杀之，同煎，药杵擂匀

上为极细末，用生猪脂调，洗浴后搽疮上，此药宜晒，合之不见火，涂疮疥效如扫，故名扫疥。

第七四　疠　风

丹溪论：大风病是受得天地间杀物之风，古人谓之疠风者，以其酷烈暴悍可畏也。人得之分在上在下，气受之则在上，血受之则在下，气血俱受则在上复在下，然皆不外乎阳明一经。阳明，胃与大肠也，无物不受。治之者，须致意看其疙瘩与疮，上体先见者、多者，在上也，下体先见者、多者，在下也。在上者以醉仙散取涎血于齿缝中出，在下者以再造散取恶物虫积于谷道中出，后用通圣散，更用三棱针委中在腘中央韧缝中动脉出血。夫上下同得者甚重，自非医者神手，病者铁心，罕能免此。夫从上或从下以渐而来者皆是可治之证，人见其病势之缓多忽之，以法治之，虽已全愈，若不绝味断欲，皆不免再发而终于不救也。

醉仙散：须量人大小虚实与之。证侯重而急者，须先以再造散下之，候补养得完，复与此药，须断盐、酱、醋、诸鱼、椒果、煨烧炙煿等物，止可淡粥及淡煮熟时菜，虽茄亦不可食，惟乌梢蛇、菜花蛇淡酒蒸熟食之，可以取药力。

《外科精要》为诸疮立法而不及疠风。风为百病长，以其残坏肤脉，去死为近，一有染此，鲜能免者，比之疮疡治法为难，乃不言及。夫八方之风起因于八方，应其时则生物，违其时则杀物，人之禀受有杀气者，则感而受之，如持虚受物，后

又因起居饮食男女，渐成郁气，二气积于厥躬，脾先受之，乃为湿气、湿积，之久火气出焉，火气滋蔓，气浊血污一云血热凝结，其气不消，化生诸虫，以次传历脏腑，必死之病，而有可生之理。其始病者，胃气微伤，脾主肌肉，流行甚缓，传变以渐，或可藉医药之功而免谓之必死，非惟医不知药，悉是不能禁欲，可哀也。

近见粗工用药佐以大枫子油，不知此药性热，有燥痰之功而伤血，至有病将愈而先天失明者。

宋洞虚云：大风有五，黑色不治，余皆可治。虫食肝，眉落；食肺，鼻崩；食脾，声哑；食心，足底穿，膝虚肿；食肾，耳鸣啾，冬耳沿生疮，或痹，或痛如针刺；食身，则皮痒如虫行。自头面为顺，风自足起者为逆。风多因感寒热与秽浊杂气而成。治者先以雷公散即再造散下之，以稀粥养半月，勿妄动作劳役。以醉仙散，中间或吐或利不足怕怯，但腮喉头面肿，不得出，旋出恶水，或齿缝出臭水血丝，或言不得，或闷而死，难饮食，只稀粥以管吸入，或一旬、半月、一月，面渐白而安，重者又与换肌散。

一法用桃、柳、桑、槐、楮五般枝，浓煎汤，大缸浸没颈一日，似汤如油，安矣。本草治恶疾，遍身生疮，浓煎萍，汤浴浸半日，大效，此神方也。又以荆芥穗、大黄、栀子、郁金、地黄、杜仲、防风、羌活、独活、白蒺藜等分，细末，以大风油入熟蜜，丸梧子大，茶清下四五十丸，一日三次，须守戒三五年，日诵观音千万声，以摄其心、禁其欲。

一法以苦参五斤，好酒三斗，浸一月，每服一合，日三次，与之不绝，觉痹即安，细末服之亦良，尤治瘾疹。方出《图经》，陶隐居以酒浸饮，治恶疮，久服轻身，《日华子》以为杀虫，本草①除伏热，养肝胆气。予曾以苍耳叶为君，以此为佐，酒煮乌蠡，补蛇之或缺，代之糊，研细丸，梧子大，每服五六十粒，加至七八十粒，热茶清吞，一二月而安。若入紫萍尤捷，紫萍多蛭，须寒月于山池取之，净洗泥，略蒸透干用。

一法治十指挛曲，节间痛甚，渐至斩落。用蓖麻子去壳，黄连剉如豆大各一两，水一升，小瓶浸水，小渐添，春夏三日，秋冬五日，取蓖麻刮破，平旦时面东以浸药水，服一粒渐加至四五粒，微利不妨。忌猪肉，茹淡，累得神效。

附　方

醉仙散

胡麻子　牛蒡子　蔓荆子　枸杞子四味同炒紫色　白蒺藜　苦参　瓜蒌根　防风各五钱。《宝鉴》中前四味各一两

上为细末，每一两五钱入轻粉一钱，拌匀，每服一钱，茶调下，晨午夕各一服，后五七日先于牙缝内出臭黄涎，浑身疼痛，昏闷如醉，后利下脓血、恶臭屎为度。

通天再造散

郁金五钱　皂角刺黑大者　大黄炮，各一两　白丑头末，六钱，半生半熟

上为末，每服五钱，日未出时，无灰酒面东服之。当日必利下恶物或异物，或臭，或虫，或脓，如虫口黑色乃是多年，赤色乃是近者。数日又进一服，无虫乃止。

换肌散　治大风年深不愈，以至眉毛脱落，鼻梁崩坏，不逾月，取效如神。

黑花蛇　白花蛇即蕲黄蛇。并酒浸一宿　地龙去土，各三两　当

① 本草：此指《名医别录》。

归　细辛　白芷　天麻　蔓荆子　威灵仙　荆芥穗　甘菊花　苦参　紫参　沙参　木贼　不灰木　甘草炙　天门冬　沙苑蒺藜　赤芍药　定风草　何首乌　九节菖蒲　胡麻子　草乌头　川芎　苍术米泔浸，去皮　木鳖子以上各一两

上为细末，每服五钱，温酒调下，酒多为妙。

愈风丹　治疠疾。手足麻木，毛落眉脱，遍身疮疹，皮肤搔痒，爬之成疮，及一切疥癣风疾。

苦参一斤，研取头末细者，四两　土桃蛇一条，酒浸三日，取肉晒干　乌稍蛇　白花蛇并同上

上为末，皂角一斤，寸许剉，酒浸一宿，去酒以新水一碗挼取汁，去渣，银石器内熬膏和末，丸梧子大，服六七十丸，煎通圣散，吞下粥饭压之，日三次。三日浴，大汗为应，再三日又浴大汗，三浴乃安。浴法用前五枝汤并萍汤。

第七五　损　伤

跌扑损伤，气血被耗，先当活血行血为主，后宜补养气血为要。切不可饮冷水，血见寒则凝，但一丝血入心则死，此丹溪嘱言也。

主　方

归尾一钱　川芎一钱　红花六分　山楂子一钱半　甘草炙，五分　牡丹皮去心，五分

初跌扑损伤者，加桃仁去皮尖，二钱，杵、苏木一钱、没药一钱、牛膝去芦，八分，在上加童便、韭汁，在下再加大黄一钱，再加酒掺服，鸡鸣散可用。

久后加白芍药一钱、熟地黄一钱、白术去芦，一钱、黄芪蜜炙，五分，便闭再加枳实一钱、桃仁去皮尖，杵，一钱。

腹痛者有瘀血，桃仁承气汤加苏木一钱、红花二分。

治一切磕扑损伤甚重，无药，急擘闭口，以热小便灌之。又方，用胡桃肉、桃仁研烂，酒并韭汁和服。又方，用灯心烂嚼，和唾贴之，以绵裹定，血立止。又方，用松树节煎汤服效。

附　方

鸡鸣散　治从高坠下，及木石所压。凡是伤损，血瘀凝积，痛不可忍，并以此药推陈致新。

大黄一两，酒蒸　杏仁三七粒，去皮尖

上研细，酒煎至六分，鸡鸣时服，取瘀血下即愈。

桃仁承气汤　治热结膀胱，小腹结，人如狂，取瘀血下。

桃仁五十个　桂枝　芒硝　甘草炙，各二两　大黄四两

上剉，每服一两，水煎去渣，入硝再煎，沸服。

第七六　妇人证附崩、带、无子、堕胎、产后

夫妇人一科，古今称为难治者，何也？盖富贵之家，帷幕藏形，暗默诊验，则望闻问切已缺其三，使医之泛求妄惑，犹杨子之泣岐①，可南可北。且脉之难明，似是而非，故仲景云：心中了了，指下难明。兹则举一而废三，欲知病情之真的，难以哉！东坡有云：世俗秘所患以验医，使索病于冥寞，辨虚实于疑似，殊不知虚有盛候，实有羸状，疑似之间，生死攸系。吾有疾请疗，必尽告诸医，俾知病之所在，先定其中脉之疑似，

---

① 杨子之泣岐：典出《淮南子·说林训》："扬子见逵路而哭之，为其可以南，可以北；墨子见练丝而泣之，为其可以黄，可以黑。趋舍之相合，犹金石之一调，相去千岁，合一音也。"战国时魏国人杨朱走到十字路口时，不知该何去何从，情不自禁哭了起来，认为如果错误地迈出半步，等到觉察时已经相差千里了。

不能惑也。故虽中医治吾疾常愈，吾求疾愈而已，岂以困医为事？信哉，是言也！妇人之证与男子同，惟性执而鄙，厥阴之火无日不起，此为异耳。所以先贤治法，当在破气为先，而称香附为妇人之圣药。然经候多有不调，皆气之使然也，故曰当在破气为先。然气为血之配，故丹溪谓血因气行。成块者，气之凝；将行而痛者，气之滞；行后作痛者，气血俱虚；色淡者，亦虚也，而有水混之也；错经妄行者，气之乱也；紫者，气之热，黑则热之甚也；经水过期者，血虚也，而色淡者，痰多也；经水不及期者，血热也。亦有肥人痰多，占住血海，因而下血多者；亦有躯脂满而经闭者；亦有七情伤心，心气停结而血闭者；又有经不通者，或因堕胎及多产伤血，或因久患潮热销血，或因久发盗汗耗血，或因脾胃不和，饮食少进而不生血，宜详审而治之。

主　方

当归去芦，八分　川芎八分　白术八分　白芍药一钱二分　甘草炙，六分　陈皮八分　条芩六分　生地黄一钱二分，酒洗　人参去芦，一分　香附童便浸，炒，六分

上剉一贴，水煎服。此方以四物为主，加香附，佐以陈皮，能破郁滞之气；白术在血主血，得芍药、陈皮、甘草同入脾经，补脾生血；黄芩能清热凉血，使气清而血自归经；少佐以人参，引血药入气分而能配气也。妇人性本执鄙而气多滞，所以经候参差不调而诸病生焉，故立此方以防未患，宜常服之，诸证治条亦当从此加减。

成块者，倍香附、黄芩酒炒，加黄连酒炒，八分、滑石研，一钱、桃仁去皮尖，杵，一钱、牡丹皮去心，六分，减白术。

将行作痛者，倍香附，加桃仁去皮尖，杵，一钱二分、红花

酒洗，五分、莪术八分、玄胡索研，一钱、木香另磨，三分、没药八分，减白术。

行后作痛及色淡者，加白茯苓八分、牡丹皮去心，六分。

错经妄行者，倍香附、黄芩，加枳壳六分、阿胶麸炒，八分。

紫黑者，倍芩、香附，加黄连酒炒，一钱、牛膝六分、山栀八分。

经水过期者，加阿胶麸炒，八分，色淡者再加白茯苓八分、半夏汤泡，一钱、升麻三分，减黄芩。

不及期者，倍芩，加黄连酒炒，八分、山栀酒炒，六分、贝母八分。

肥人多痰，因而下血者，倍香附，加半夏汤泡，八分、白茯苓八分、苍术米泔浸，炒，六分、贝母去心，八分，减地黄。

堕胎多产伤血，久患潮热，销血，盗汗，耗血者，加熟地黄八分、麦门冬去心，六分、黄柏酒炒，六分、知母酒炒，六分。

有七情伤心，因而血闭者，加麦门冬去心，六分、莲子去心，七个、红花酒洗，少许，不宜通血。

脾胃不和，饮食少进者，加莲子去心，八分、山楂子杵，一钱、白扁豆炒，八分、神曲炒，六分、芍药酒炒，减地黄。

躯脂满，经闭者，宜导痰汤加黄连、川芎之类。崩漏，丹溪谓有虚有热，急则治标，白芷汤调百草霜服，甚者棕榈灰，或用猪头骨烧存性，或五灵脂半生半炒，俱酒调服，后以四物汤加干姜调补之；缓则治本，四物加芩、连、参、芪、香附、干姜之类。

四物加荆芥穗止血神效。崩漏多因气所使而下，香附末一钱，炒黑、归身一钱、白芍药炒，一钱、熟地黄一钱、川芎、黄芪、蒲黄、地榆、人参各五分、白术一钱、升麻三分煎，甚者加棕榈灰调服。

带下，丹溪谓：是湿热为病，白属气，赤属血，治湿为主，气虚入参术，血虚入芎归。又谓：带下是胃中痰积流下，渗入膀胱，当升之，无人知此。二陈汤加苍术、升麻、柴胡，甚者上用吐法，以提其气，下用二陈汤加二术，仍用瓦垄子即蚶壳。

肥人带下，多是湿痰，用海石、半夏、南星、黄柏、苍术、川芎、香附、樗皮，冬加干姜。瘦人少有此病，有者是热，以樗皮、滑石、川芎、海石、青黛，丸服。

结痰带下，以小胃丹，津咽下数丸，候积下后以补药调治。

白带，用樗白皮、山茱萸、苦参、香附各五钱、龟版、枳子各二两、黄柏一两、干姜、贝母各二钱半、白芍药七钱半为末，酒糊为丸服。又方，用白芷四两，以石灰半斤淹二宿，漉去灰，将白芷炒焦为末服之。又方，用黄荆子炒焦，酒调服。

葵花，白者治白带，红者治赤带带下必须断厚味。

治带下用药，寒月少加姜附，临机应变。

罗先生治带，用十枣汤、神祐丸、玉烛散，实者用，虚者不可峻攻。

无子多由血少不能摄精，俗医率用子宫虚冷，常以药之热者煎熬脏腑，血气沸腾，祸不旋踵。或服艾者，不知艾性至热，入火灸则下行，入药服则上行，多服致毒。

瘦癋[1]妇人子宫干涩，宜滋阴养血，四物加香附、黄芩之类。肥盛者乃躯脂满溢，闭塞子宫，宜行湿燥痰，南星、半夏、川芎、滑石、防风、羌活，或导痰汤之类。

---

① 癋（qiè 怯）：同“㾀”，病息也。

堕胎，乃血气虚损，不足荣养而自堕，犹枝枯则果落，藤萎则花坠。有因劳怒伤情，内火便动，亦能堕胎，犹风撼其木，人折其枝也。火能销物，造化自然，《病源》乃谓风冷伤于子脏，未得病情者也。大抵属虚、属热，二者又当视其重轻而治之。

固胎，用熟地黄、归身尾、人参、白芍药、白术、川芎、陈皮、甘草、桑上羊儿藤原注七叶圆者，未详，今用桑络，即薜荔有效，少加黄连、黄柏，入糯米煎服血虚不安者加阿胶，痛者加缩砂。

安胎饮，孕成之后觉胎气不安，或腹微痛，或腰间作痛，或饮食不美服之，或至五六个月常服数贴。用白术、当归、芍药、熟地黄各一钱、人参、川芎、黄芩、陈皮各五分、甘草、砂仁、紫苏各三分，剉作一服，加生姜一片，水煎，服之安。

天行不息，所以生生而不穷。茺蔚子滑血行气，有补阴之妙，命名“益母”，以其行中有补也，故曰胎前无滞，产后无虚。黄芩、白术乃安胎之圣药，俗以黄芩为寒而不用，反谓温热药能养胎，殊不知胎孕宜清热凉血，使血循经而不妄行，乃能养胎。黄芩必取细挺沉实者，用之缩砂，安胎治痛行气故也缩砂非八九个月内不宜多用。

怀妊嗜物乃一脏之虚，如爱酸物，乃肝脏止能[1]养胎而虚也。

胎动，因火动胎逆，上作喘者，急用条芩、香附之类。

胎漏，有胎而血漏下者是也，属气虚、血虚有热。

胎痛乃血少，四物加香附为末，紫苏汤下，大妙。

---

① 止能：原作“正能能”，据《医学入门》及文义改。

胎肿乃有孕而手足或头面、通身浮肿者是也，属湿多，或用山栀子一合，炒为末，米饮下，丸服亦可。

恶阻乃有孕而恶心，阻其饮食者是也。多从痰治，用二陈汤之类，又白术为丸服。一云肥人是痰，瘦人是热。

临月用当归、川芎、陈皮、黄芩、白术、香附各一钱、白芷五分、甘草三分，煎调益元散一钱服，虚加人参。又方，用益母草即野天麻熬膏，白汤调下，加油、蜜、童便和匀，治难产。古方五月五日采益母草阴干，石臼捣为末，炼蜜丸，弹子大，每一丸或二丸，临产以童便和酒送下，或作小丸服，名益母丸，治横生、逆产、难产，安胎。

红苋与马齿苋下胎甚妙，临产时煮食易产。

难产多是气血虚，亦有气血凝滞而不能转运者，亦有因八九个月不谨者。

难产多见于郁闷安逸之人，富贵奉养之家，其贫贱辛苦者少有也。古方瘦胎饮为湖阳公主而作，盖以其奉养过而气实，故为此以耗其气，使和平而易产耳，非至论也。

产后当大补气血为先，虽有他证，以末治之，补虚用参、术、黄芩、归身尾、川芎、陈皮、炙甘草。如发热，轻则加茯苓淡渗其热，重则加干姜。或云：大热用干姜，何也？曰：此非有余之邪，乃阴虚生内热耳，干姜能于肺分利肺气，入肝分引血药生血，然必与补阴药同用，此造化之妙，非天下之至神其孰能与于此。

愚按：产后当大补气血为先，固是，然新产之初，瘀血未尽，疑施以参术补气，瘀血不行将如之何也？莫若补血少佐以消血，尤为稳当，且黄芩性寒，血得寒则凝，安可用之？然此恐非丹溪主意，刊本之误也，意未相合，请思而用之。予尝临治产妇，圆活而施疗，无不取效。

产后发热恶寒皆是气血虚甚，左手脉不足，补血药多于补气药，右手脉不足，补气药多于补血药，切不可发表。

产后恶寒发热腹痛者，当去恶血。若腹满者，非恶血也。

恶露不尽，小腹作疼，用五灵脂、香附为末，醋丸，甚者加留尖桃仁。又方，五灵脂为末，神曲糊丸，陈皮、白术煎汤下。

血刺痛者用当归，乃是和血之法，若因积血而刺痛者，宜桃仁、红花、当归头。

产后血运，用韭叶细切，盛于有嘴瓶中，以热醋沃之，急封瓶口，以瓶嘴纳产妇鼻中。又方，用鹿角烧灰出火毒，为末，酒调灌下即醒，行血极快。

血晕因气血俱虚，痰火泛上作运，二陈、导痰随气血加减，朱砂安神丸亦可服，临卧以麦门冬汤下。

产后中风及口眼㖞斜等证，不可作风治，非真中风也，必大补气血，然后治痰。

产后一二日不可用白芍药，以其酸寒能伐生发之气也。

产妇因收生不谨，损破尿脬以致淋涩，当峻补，以参术为君，芎归为臣，桃仁、陈皮、黄芪、茯苓为佐，煎以猪羊脬中汤，极饥饮之，逾月取效。

产后肿胀，当大补气血，少佐以苍术、茯苓，使水自降，大剂白术补脾，壅满用半夏、陈皮、香附监之。

乳汁不通，用通草七分、瞿麦、柴胡、天花粉各一钱、桔梗二钱、青皮、白芷、木通、赤芍药、连翘、甘草各五分作一贴，水煎，食后细饮，更摩乳房。或无子食乳者要消乳，用麦芽二两，炒为末，作四服，汤调下。

乳母但觉小水短小，即是病生，便须服药调理。

附　方

二陈汤见痰门，**导痰汤**见喘门，**神祐丸**见肿胀门，**朱砂安神丸**见怔忡门，**小胃汤**见心痛门，**八物汤**见虚损门。

四物汤　治冲任虚损，月水不调，常服调益荣卫，滋养血气。

当归去芦　川芎　白芍药　熟地黄酒蒸，焙，各等分

上剉，每服四钱，水一盏煎八分，空心服。

固经丸　治经水过多不止。

黄芩一两　龟板一两，酥炙　白芍药一两　樗根皮七钱五分　黄柏三钱，炒　香附一钱半　童便置一宿

上为末，酒糊丸服。

十枣汤　治悬饮内痛。

芫花熬　甘遂　大戟等分

上末，以水一升，生煮大枣十枚至八合，去渣，纳药末，强人一钱，弱减半，平旦服之，不下更加五分，下后以糜粥调之。

束胎丸　至七八个月服之。

黄芩炒，夏一两，春秋七钱半，冬五钱　白术二两　茯苓七钱五分　陈皮三两，忌火

上末，粥丸梧子大，每服四十丸，白汤下。

达生散　孕至八九个月服十数贴甚妙。

大腹皮三钱，此药与各药不相配，三钱恐误，今用只一钱足矣，先以酒洗，再以乌豆汁洗　人参　陈皮　紫苏茎叶各五分　白芍药　白术　当归各五分　甘草二钱，炙

上作一贴，入黄杨脑七个，葱五叶，煎服。夏加黄芩或黄连、五味子，春加芎、防风，秋加泽泻，冬加砂仁。或痛，加

枳壳、缩砂；胎动，加金银、苎根；气，加紫苏、地黄；性急，加柴胡；多怒，加黄芩；食少，加砂仁、神曲；渴，加麦冬、黄芩；食多，加黄杨脑。

催生散

白芷炒存性　百草霜锅墨　滑石

上为末，归汤调下。

紫苏饮　治胎气不和凑上，心腹胀痛疼痛，谓之子悬。

大腹皮先用酒洗，再用黑豆煎汤洗，炙　当归酒洗，各一两　川芎一两　白芍药一两　陈皮一两　紫苏一两　人参去芦　甘草各五钱

上剉一两，水一钟半，姜三片煎，入葱白五枚。

黑神散　治妇人胎后恶露不尽，胎衣不下，血气攻心。

黑豆炒，半升　熟地黄　芍药　肉桂　川归尾　干姜炮　甘草炙　蒲黄各四两

上为末，每服二钱，热酒调下，入童便半盏尤好。

调经散　治产后败血停积，五脏流入四肢，令人浮肿，不可作水肿治，但如此服之，肿自消矣。

没药一钱　肉桂不见火　川归尾酒洗，各一两　赤芍药炙　麝香　细辛各五分　甘草炙，一钱　琥珀二钱

上前药各为细末，秤定分两总之，和匀，每服二钱，姜汁、酒入童便少许调服。

琥珀黑散　治产后恶血攻心，不省人事，四肢强直如风状，及血不行等证。

麝香二钱五分　琥珀五钱　姜蚕二钱五分　百草霜五钱　上好墨五钱，醋煅　梁上尘炒，去烟，五钱　朱砂五钱　肉桂五钱　川归尾酒洗，焙干，三钱　白附子五钱，炒　血苗灰即鲤鱼鳞，炒存性，五钱

上各为末，各秤分两和匀，每服二三钱，自然姜汁、酒入童便调服。

第七七　小儿证附惊风、疳积、吐泻、腹胀、腹满、夜啼、痰热、变蒸、解颅、吃泥、脱囊、赤瘤、脐汁、癞头、尾骨、痘疮

小儿证，古书称为哑科，难治也。《钱氏方论》，小儿之祖，能增损用之，无不效。丹溪约其博，治小儿要法不外是矣，今萃而录之，以便观处云。

小儿肝与脾病多，肝只有余，肾只不足，大人亦然。病因有二：曰饱、曰暖。十六岁以前阴气未成，不宜过与温暖，故曰：衣不裹帛襦袴[①]。襦袴，卑袴也，下体主阴，得寒凉则阴易长也。又肠胃尚脆而窄，凡鱼肉果面、烧炙黏稠等物皆宜禁绝，苟务姑息所欲无不与，积成痼疾，虽悔何及。

乳母饮食下咽，乳汁便通，情欲动中，乳脉便应，若不谨节，儿病立至。又乳母初病，其溺必数，即须调理。母安则儿安，防患于未形，善之善者也。

治小儿药品与大人同，只剂料小耳。

惊风有二：慢惊属脾虚所主，必死，宜温补；急惊属痰热，宜凉泻。世以一药通治之，甚妄。泻为药补，泻非泻肚。

频泄利，将成慢惊，用钱氏白术散加山药、扁豆炒、肉豆蔻面煨，各一钱，入姜一片，煎服。若慢惊已作，加细辛、天麻各一钱、全蝎三个，去梢、白附子八分，面煨。

惊风，用母丁香一粒，嚼细、人中白少许，以其母中指取

---

① 衣不裹帛襦袴（rúkù 儒库）：语出《礼记·内则》：“十年，出就外傅，居宿於外，学书记，衣不帛襦袴。”襦裤，短衣与裤。

血，调擦牙上即苏。又法，白乌骨雄鸡血抹唇上即苏。

急惊风，用薄荷、桔梗、黄芩、贝母、天花粉、连翘、甘草清痰热。

惊而泻，参、苓、芍药酒炒、白术、姜，煎。夏加黄连、生甘草、竹叶服之。

小儿无故惊，忽然大叫者必死。是火大发，其气虚甚故也。

角弓反张，目直视，因惊而致，南星、半夏、竹沥、姜，灸印堂。

惊风灸法：用盐一撮，纳于脐中，高二三分，置艾于盐上灸之，盐热易之再灸，勿使着肉，以苏为度，最妙。

上窜、摇头、咬牙是心热，黄连、甘草。目连闪，肝热，柴胡、防风、甘草。左腮红，肝风，泻青丸。右腮红，肺风，泻白散。额上红，心热，黄连。脾热，鼻上红，泻黄散。额上红，肾热，知母、黄柏、炙甘草。

疳积，或腹大，用胡黄连去疳积，果子积、阿魏醋浸，去肉积，各五分、神曲炒，去食积、黄连炒，去热积，各二钱、麝香四粒，猪胆丸，麻子大，每服三十丸，白术汤下一方有芦荟。又方治疳，用黄连、白术、山楂各五钱、胡黄连、芦荟各三钱、芜荑一钱半、神曲末，猪胆丸。

吐泻，黄胆，用三棱、莪术、青陈皮、神曲、麦芽、黄连、甘草、白术、茯苓为末，温水调服。伤乳食、吐泻加山楂，时气吐泻加滑石，发热加薄荷。

吐泻用益元散，钱氏五补五泻之药俱可用。

吐泻，调脾，平胃散加苏合香丸，名万安膏，米饮化下。

腹胀，用萝卜子、紫苏梗、干葛、陈皮等分，甘草少许，煎服，食少加白术。一法用大蛤蟆一个，入猪肚，肉煮熟，去蛤蟆，将肚一日食尽。

腹痛，多是饮食所伤，用白术、陈皮、青皮、山楂、神曲、麦芽、砂仁、甘草，有寒加藿香、吴茱萸，热加黄芩。

夜啼，用人参、黄连姜汁炒，各一钱半、甘草五分、竹叶二十片，作二贴，加生姜一片，煎服。一本无参，钱氏花火膏妙。

痰热骨蒸，二陈汤五钱、升麻二钱、葛根、白芍药各一钱半、人参一钱、五味子三十粒，作三贴，姜枣煎服。又方，用胡黄连、槟榔各一钱、陈皮、雷丸各一钱半、神曲、半夏曲、使君子、白花蓼各二钱，丸服。

变蒸，是胎毒，散也。诸书皆谓：小儿长骨脉脏腑之神智也。自生之日始，每三十二日一变，人有三百六十五骨，除手足四十五节骨外，有三百二十骨。自生，下骨而上，一日十骨，三十二日乃为一变，皆气始生，一变生一岁，或一腑十变，则脏腑始全。每变发为虚热，诸证亦有贻气，壮实暗变而无发证者。此骨脉脏腑由变而全，胎毒亦因变而散也。

解颅，因母气虚与热多也钱氏论云：肾气不成也，长必少笑，四君子、四物，有热加黄连酒炒、甘草，煎服。以帛束紧，白蔹敷之。

吃泥，胃气热也，用软石膏、黄芩、陈皮、茯苓、白术煎服。

脱囊，用木通、甘草、黄连、当归、黄芩煎服。

赤瘤热毒郁结肉间，发于皮肤，赤如榴也，宜用生地黄、木通、荆芥苦寒带表之药，外以芒硝浓煎洗之，以芭蕉油涂之。

脐中汁出并痛，用白矾火枯敷，或黄柏末敷。

癞头，用通圣散，酒拌除大黄另酒炒共为末，再酒拌令干，每服一钱，水煎服。外用红炭，淬长流水，令热洗之，用胡荽子、伏龙肝、悬龙尾即梁上悬尘、黄连、白矾为末，油调敷之。又方，用松树厚皮烧灰，二两、黄丹火飞，一两、白矾枯、黄连、大黄各五钱、白胶香熬飞，倾石上，一两、轻粉四分为末，熟油调敷。

头肥疮，用黄丹、白松香等分为末，清油调敷愈。

尾骨痛臀尖推尽处，太阳所过于此，属阴处有痰。阴虚补血，四物加炒柏、酒知母，少桂为引，或以前胡、木香为引，痛不止加乳没。痰，二陈加知母、黄柏、泽泻，必用前胡、木香为引，阴虚故痰甚也，痛不止亦加乳没。二法必先以玉烛散或通经散痰，小胃丹大下后用之，或神佑丸、十枣汤亦可，与治带同。

痘疮之论，钱氏为详，历举源流，经络明分，表里虚实，开陈治法，可为无穷之用也。近因《局方》之教行，皆喜温而恶寒，得陈氏方论，类用炽热补剂，欢然从之，以钱氏为不及。夫陈氏之意，盖归重于太阴一经，手太阴肺主皮毛，足太阴脾主肌肉，肺恶寒，脾恶湿，故用丁香官桂治肺之寒，用附术半夏治脾之湿，使果有寒湿，量而与之可也。今但见疮之出迟，身热泄泻，惊悸，喘渴者，不问寒热虚实，率投木香散、异功散，因有中而获效者，苟误投之，祸不旋踵。若钱氏固未尝废细辛、丁香，然率有监制辅佐之法，而未尝专于温补也。

刘张多用凉药，陈氏多用温药，专门不通者，偏用之立见杀人，《田氏保婴》[①] 庶几近理。

初出或未出，以丝瓜近蒂者三寸，连皮烧存性，为末，砂糖调服。或以真朱砂研水飞，量儿大小，或五分或一钱调服，

---

① 田氏保婴：即《田氏保婴集》，元代著作，作者不详，一卷。

或以丝瓜末合服之，多者可小，小可无。

将出时必发热，鼻尖、耳尖冷方是，便服升麻、葛根、糖球、甘草节、鼠子之类，其出必疏，疏而易愈。

发热之初，以鼠粘子之类蜜调贴囟门上免患眼疾。

须分气虚、血虚补之，气虚用四君子，血虚用四物，各加酒炒芩连等解毒药。

但见红点，便忌升麻葛根汤，恐怕发表虚。

出不快者，加味四圣散、紫苏饮子、紫草木香汤、紫草木通汤或快斑散、丝瓜汤。有气实痰郁而发不出者，苍术、白芷、防风、升麻、黄芩、芍药、连翘、当归须。

初起而自汗不足虑，乃湿熏蒸而然也。

出太甚者，人参败毒散、犀角地黄汤胸前稠密，急宜解毒。

色白属气虚，补气为主。初出色白者，大虚，宜大补气血，人参、白术、黄芪、当归、川芎、升麻、葛根、甘草、木香之类，大便滑泄加诃子、豆蔻。

色黑属血热，凉血为主。初出色黑者，大热，便宜解热，芩、连、黄柏俱酒炒、鼠粘子、紫草、升麻、葛根、荆芥、防风、甘草节、人参、黄芪之类。

色黑凉血，色白补气，中有黑陷而外白起者，则相兼而治。黑陷倒靥灰白者，用烧人屎，蜜水调服。

疮温者，宜去温，乃肌表间热，用风药白芷、防风之类。

初起，渴而饮水，至后靥不齐，宜益元散之类。

将成就而色淡者，宜助血药，芎、归酒洗、芍药之类，或加红花。将成而色紫者，宜凉血解毒，芩、连、升麻、连翘、葛根之类。

解毒，用丝瓜、升麻、酒芍药、甘草、山楂、犀角、黑豆、赤小豆。

吐泻少食为里虚，不吐泻能食为里实。里实而补则结痈毒，陷伏倒靥。灰白为表虚，红滑绽凸为表实，表实而复补表，则致溃烂不结痂。

为外恶气所伤而倒靥者，人参、芍药、连翘、黄芪梢、甘草梢、白芷、当归、川芎、木香。

虚痒，以实表之剂加凉药。实痒，如大便不通者，以大黄寒凉方剂少许下其结粪。

附　方

泻青丸、**泻白散**、**泻黄散**俱见火热门，**钱氏白术散**见消渴门，**防风通圣散**见中风门，**益元散**见暑门，**平胃散**见伤饮食门，**二陈汤**见痰门，**苏合香丸**见诸气门，**四君子汤**见虚损门，**四物汤**见妇人门，**小胃丹**见心痛门，**神佑丸**见肿胀门，**十枣汤**见妇人门，**人参败毒散**见瘟疫门，**犀角地黄汤**见吐血门，**升麻葛根汤**见伤寒门。

惊风方　治急慢惊风，子母俱服。

人参　白术各一钱　茯苓　陈皮各五分　甘草　薄荷各二分　半夏汤泡　天麻各七分　细辛三分　全蝎炒去毒，四分

又方，治发热，或停乳，或感冒，初发惊搐，不吐泻，或吐泻不惊搐，子母俱可服。

人参去芦　羌活各一钱　独活　柴胡去芦　前胡　天麻各七分　川芎　茯苓各五分　甘草二分　枳壳　桔梗各四分　全蝎炒，三个　地骨皮三分

上锉一贴，水煎服。久病胃虚者不可服。

黑龙丸　治小儿腹痛。

甘草　干姜各二钱　伏龙肝一两　百草霜　人参　茯苓　白

术各五钱

上为末药，粥丸梧子大，每服五丸，陈皮汤下。

通经散 治室女月水不通，神效。

雄鼠粪炒存性，一两

上为末，每服一钱，空心温酒调下。

紫草木香汤 治疮现不快，大便泄利。

紫草 木香 茯苓 白术 甘草炒，各等分

上锉散，每服二钱，水一盏，糯米三十粒煎，温服。盖紫草能利大便，木香、白术所以佐之也。

紫草木通汤 治疮疹不出不快。

紫草 人参去芦 木通去节 皮茯苓 糯米各等分 甘草减半

上锉散，每服二钱，水一钟煎服。大便利者，可入南木香，去紫草。

快斑汤 治痘疮出不快。

紫草 人参 白芍药 蝉蜕去足翌及土，各一分 木通 甘草各一钱

上㕮散，每服二钱，水一钟煎服。

三豆汤 治天行痘疹，滑血解毒，或觉乡井有此证，预防之则不染。

赤小豆 黑豆 绿豆各一升 甘草半两

上淘净，水煮熟，逐日空心任意服。已染轻，未染服，七日不发。

镇惊丸 治小儿，镇惊宁神，退热，夜啼，化痰止嗽。

珍珠一钱 琥珀 天竺黄 雄黄 金箔十片 胆星五钱 牛黄二钱 麝香五分 辰砂三钱五分

上末糊丸，梧子大，服六丸，薄荷、姜、蜜汤下。

抱龙丸 治风痰壅盛，惊搐昏睡。

雄黄四钱 辰砂四钱 天竺黄四钱 麝香一钱 牛胆南星八钱，入腊月牛胆中阴干，百日内用，如无生者，水浸二日焙用

上末，煮甘草糊丸，皂子大，三岁一丸，量大小与薄荷汤下。

香蟾丸 治疳，消食积、虫积、肉积、腹胀。

三棱 蓬术 青皮 陈皮 神曲 麦芽 龙胆草 槟榔各五钱 木香二钱 川楝子去核 使君子 胡黄连 黄连各四钱 白术一两

上为末，醋糊丸，麻子大，每服十丸，米汤下。或十五丸。

芦荟丸 治小儿疳气，腹急，骨热。

芦荟 木香 槟榔各一分 蛤蟆酒浸，炙黄，去骨 黄连各一两 青皮 陈皮各五钱 巴豆三七粒，同上下四味炒黄，去巴豆不用 芜荑

上为末，猪胆丸，小豆大，三岁三十丸，米汤下。

木香散 治服凉药损伤脾胃，或胃虚吐利，天时严寒疮出不快，太阴病自利、四肢逆冷，及疮发多痒。

木香 大腹皮洗 人参 桂心 赤茯苓 青皮 前胡 诃子煨，去核 半夏姜制 丁香 甘草各三钱

上剉，每服二三钱，水一钟，姜三片，煎六分，食前温服。

异攻散 治证同前，或疮盛出，太阴病四肢逆冷或自利，厥阴病舌卷囊缩，时发厥逆搐弱，或当靥不靥，身不壮热，或腹胀，或泻渴。

木香 当归酒洗 桂心 白术麸炒 茯苓 陈皮 厚朴姜制 人参 肉果煨 丁香 半夏姜制 附子炮，各一钱

上剉，每服三钱，水一钟，姜三片，枣一枚，煎七分，食前服。厥阴病加防风、青皮。

百祥丸 治疮黑陷甚者。

红芽大戟阴干，以浆水煮极软，去骨，日晒干，为末，丸粟米大，每服一二十丸，研赤芝，麻汤下，吐利同。

四圣散 治疮疹出不快。

紫草 木通 甘草炙 枳壳炒，等分

上剉，每服一钱，水煎。

活血散 治同上。

白芍药炒为末，每服一钱，酒调下，腹痛温汤下。

化毒汤 治痘疮已出，出不快。

紫草茸 升麻 甘草炙，等分

上剉，入糠米五十粒，水煎服。

第七八 杂证附金刃、犬蛇虫伤及中诸毒等类

金刃伤，用生紫苏研烂，罨疮口自合。又方，用葱捣烂罨，止痛。又方，血不止，用风化石灰炒渗。又方，用瓜蒌根捣烂敷之，一日十二易，亦能出箭矢。

风犬咬，急于疮口处嘲去血，或干孔用针刺去血，小便洗令净，以人屎填蒲半胡桃壳内，覆疮口上，用艾灸三七壮。咬后过二三日当急服药，用蛤蟆一个，焙干、斑蝥廿个，去头翅足，同糯米炒黄为度，去米只用斑蝥、蛤蟆二味，为末，分作四服。每服用酒调或水调服之，泻下恶物为度，未见恶物，量轻重再服，禁酒、肉、鱼、面、炙煿、肥腻及禁苎麻百廿日，终身忌食犬肉、蚕蛹。

蛇咬，用白矾置刀上烧汁热，滴咬处，亦以矾汤洗之，效。又方，用九龙草捣汁半碗，入雄黄二钱研，和服。九龙草，生红子如杨梅者是，此草极能解诸毒，又治喉痛，亦捣汁灌之。

毒蛇伤，用青黛、雄黄等分为末，每二钱，水调服及擦伤处。又方，用贝母为末，酒调令患者尽量饮，须臾酒自伤处为水流出，候出尽，以渣敷伤处。若所伤至垂死者，但有小气，服此即活。又方，用扁豆叶捣敷。又方，白芷为末，麦门冬去心，浓煎汤调下，顷刻咬处出黄水尽，肿消皮合，仍用渣涂伤处。又方，苍耳嫩叶捣汁灌，渣罨，糯米、杏仁研细煮粥，食一二碗，吐出蛟子有两头。

蝎螫人，用白矾、半夏等分为末，醋调贴，痛止毒出。又方，用葱白切一片，厚二分，置螫处，艾灸。

壁镜咬毒人必死，用桑柴烧灰，水煎三四沸，滤汁敷疮上，兼治蛇毒。又方，雄黄醋磨，搽，妙。又方，大黄研，醋煮水涂，效。

八脚虫伤，隐于壁间，以尿射人，遍身生疮，状如汤火伤，用乌鸡翎烧灰，鸡子白调敷，愈。

蜈蚣咬，用生姜汁调雄黄末敷，愈。又方，灰苋叶擦，其痛即止。又方，灯草醮香油点烟薰，愈。

鼠咬，用猫毛烧灰，入麝香少许，唾调敷，愈。又方，猫屎涂，效。

诸恶虫伤，用杏仁捣敷，愈。

中砒毒，用早稻草烧灰，新汲水淋汁澄清，冷服一碗，毒自下利即安。又方，黑豆磨浆，水灌下。又方，用蓝靛根、砂糖擂水服，更入薄荷汁亦妙。又方，地浆调铅粉服，愈。又方，生绿豆末，甘草汤。

中蛊毒，用石榴根皮煎汁饮，即吐活虫立愈。又方，蚕蜕纸捻作纸条，蘸香油烧存性，为末，水调一钱，频服，诸中毒，面青、脉绝、昏迷如醉、口噤、吐血，服即苏。又方，甘草节煮汁服，即吐出愈，若平日预服防虫者，宜热炙甘草煮服，即内消不吐，甚效。

中诸草药毒，用绿豆粉，生者水调服解。

中石药毒，用白鸭屎、人参煎汁服解。

中百草毒，用甘草、荠苨、蓝汁、蓝实、大小豆汁服之并解。

解诸毒并腹内虫，用蓝靛叶捣水服，效。

食河豚毒，急用清油多灌之，吐出愈。又方，五倍子、白矾等分为末，水调灌之。

食诸鱼毒，用橘皮汁、大豆汁、马鞭草汁、芦根汁、紫苏汁饮之并愈。

食蟹毒，用生藕汁，或冬瓜汁，或蒜煮汁，或紫苏浓煮汁服并愈。

食鳝、鳖、蛤蟆等毒，用生豉一大合，新汲水半碗，浸令豉水浓，顿服，瘥。此三物令人小便闭，脐下痛，有至死者。

食六畜肉中毒，用壁上陈土一钱，水调服，愈。又方，小豆烧为末，以水调服方寸匕，效。

食牛肉中毒，用甘草浓煮汁，服一二升愈。又方，万病丸，薄荷汤磨服，愈。又，井花水饮愈。

误食桐油呕泄者，用热酒饮解。

误食饮食中毒，用甘草、荠苨煎汤服解。又方，贝子一枚含口内，即自吐出毒。

误吞针，用木炭烧红，急捣为灰，米汤下一二杯。又方，用熟艾，浓煎汁饮。又，磁石噙出末，服愈。

误吞金银铜钱，用艾蒿五两，水五升煎一升，顿服立下。又方，白糖一斤，顿服即下。

误吞稻麦蒙，急取鹅口涎水，咽之下。

骨鲠，用野苎麻根捣碎，丸龙眼大，鱼骨鲠鱼汤下，鸡骨鲠鸡汤下。又方，山楂树根与玉簪花根捣自然汁，用匙或竹筒盛汁，灌入口内，切不可着牙，着牙皆化。又方，橄榄食之即下，若无橄榄，用核为末，水调服之亦下。又方，谷树皮子泡汤，咽下骨自消。

针刺折在肉中，用瓜蒌根捣烂敷，日易三次，自出。

竹木签刺入肉，用白茅根捣烂敷，其刺即出。又方，象牙屑敷，或白梅肉敷，或头垢敷。

汤火伤，痛不可忍，用苦参研末，香油调搽。又方，蓖麻子、蛤粉等分为末，汤伤香油调搽，火伤水调搽。又方，薤白与蜜同捣涂。又方，墙上青苔烧灰，水调搽。又，黄蜀葵花香油浸涂。

发背痈初起者，用牛皮胶四两，穿山甲四片，新瓦上烧灰研细，酒二碗调匀，从容服尽，永无大患，并一切恶疮、肿疖、疽疡并宜服之，俱效。

一切恶疮并蛇伤，用蒲公英捣如泥贴，效。

一切肿毒，野葡萄红者去粗皮为末，新汲水调涂肿上，频频刷，效。

面上毒疮初起者，急寻水蜒蚰一二条，用酱少许捣烂，涂纸上，留小眼出气，贴愈。

中恶、鬼系、客忤、一切卒死，用菖蒲根生捣汁，灌鼻中或口中即活。又方，井底泥涂目、口中，令人垂头于井中，呼其姓名，立效。

总书目

医经

内经博议
内经精要
医经津渡
灵枢提要
素问提要
素灵微蕴
难经直解
内经评文灵枢
内经评文素问
内经素问校证
灵素节要浅注
素问灵枢类纂约注
清儒《内经》校记五种
勿听子俗解八十一难经
黄帝内经素问详注直讲全集

基础理论

运气商
运气易览
医学寻源
医学阶梯
医学辨正
病机纂要
脏腑性鉴
校注病机赋
松菊堂医学溯源
脏腑证治图说人镜经
内经运气病释
藏腑图书症治要言合璧
淑景堂改订注释寒热温平药性赋

伤寒金匮

伤寒考
伤寒大白
伤寒分经
伤寒正宗
伤寒寻源
伤寒折衷
伤寒经注
伤寒指归
伤寒指掌
伤寒点精
伤寒选录
伤寒绪论
伤寒源流
伤寒撮要
伤寒缵论
医宗承启
伤寒正医录
伤寒全生集
伤寒论证辨
伤寒论纲目

伤寒论直解
伤寒论类方
伤寒论特解
伤寒论集注（徐赤）
伤寒论集注（熊寿诚）
伤寒微旨论
伤寒溯源集
伤寒启蒙集稿
伤寒尚论辨似
伤寒兼证析义
张卿子伤寒论
金匮要略正义
金匮要略直解
高注金匮要略
伤寒论大方图解
伤寒论辨证广注
伤寒活人指掌图
张仲景金匮要略
伤寒六书纂要辨疑
伤寒六经辨证治法
伤寒类书活人总括
订正仲景伤寒论释义
伤寒活人指掌补注辨疑

诊　　法

脉微
玉函经
外诊法
舌鉴辨正
医学辑要
脉义简摩
脉诀汇辨
脉学辑要
脉经直指
脉理正义
脉理存真
脉理宗经
脉镜须知
察病指南
四诊脉鉴大全
删注脉诀规正
图注脉诀辨真
脉诀刊误集解
重订诊家直诀
人元脉影归指图说
脉诀指掌病式图说
脉学注释汇参证治
紫虚崔真人脉诀秘旨

针灸推拿

针灸全生
针灸逢源
备急灸法
神灸经纶
推拿广意
传悟灵济录
小儿推拿秘诀
太乙神针心法
针灸素难要旨
杨敬斋针灸全书

本　　草

药征
药鉴
药镜
本草汇
本草便
法古录
食品集
上医本草
山居本草
长沙药解
本经经释
本经疏证
本草分经
本草正义
本草汇笺
本草汇纂
本草发明
本草发挥
本草约言
本草求原
本草明览
本草详节
本草洞诠
本草真诠
本草通玄
本草集要
本草辑要
本草纂要
识病捷法
药征续编
药性提要
药性纂要
药品化义
药理近考
炮炙全书
食物本草
见心斋药录
分类草药性
本经序疏要
本经续疏证
本草经解要
分部本草妙用
本草二十四品
本草经疏辑要
本草乘雅半偈
生草药性备要
芷园臆草题药
明刻食鉴本草
类经证治本草
神农本草经赞
艺林汇考饮食篇
本草纲目易知录
汤液本草经雅正
神农本草经会通
神农本草经校注
分类主治药性主治
新刊药性要略大全

鼎刻京板太医院校正分类青囊药性赋

方　书

医便

卫生编

袖珍方

内外验方

仁术便览

古方汇精

圣济总录

众妙仙方

李氏医鉴

医方丛话

医方约说

医方便览

乾坤生意

悬袖便方

救急易方

程氏释方

集古良方

摄生总论

辨症良方

卫生家宝方

寿世简便集

医方大成论

医方考绳愆

鸡峰普济方

饲鹤亭集方

临证经验方

思济堂方书

济世碎金方

揣摩有得集

亟斋急应奇方

乾坤生意秘韫

简易普济良方

名方类证医书大全

南北经验医方大成

新刊京本活人心法

临证综合

医级

医悟

丹台玉案

玉机辨症

古今医诗

本草权度

弄丸心法

医林绳墨

医学碎金

医学粹精

医宗备要

医宗宝镜

医宗撮精

医经小学

医垒元戎

医家四要

证治要义

松厓医径

济众新编

扁鹊心书

素仙简要

慎斋遗书

丹溪心法附余

方氏脉症正宗

世医通变要法

医林绳墨大全

医林纂要探源

普济内外全书

医方一盘珠全集

医林口谱六法秘书

温　病

伤暑论

温证指归

瘟疫发源

医寄伏阴论

温热论笺正

温热病指南集

瘟疫条辨摘要

内　科

医镜

内科摘录

证因通考

解围元薮

燥气总论

医法征验录

医略十三篇

琅嬛青囊要

医林类证集要

林氏活人录汇编

罗太无口授三法

芷园素社痎疟论疏

女　科

广生编

仁寿镜

树蕙编

女科指掌

女科撮要

广嗣全诀

广嗣要语

广嗣须知

宁坤秘籍

孕育玄机

妇科玉尺

妇科百辨

妇科良方

妇科备考

妇科宝案

妇科指归

求嗣指源

茅氏女科

坤元是保

坤中之要

祈嗣真诠

种子心法

济阴近编

济阴宝筏

秘传女科

秘珍济阴

女科万金方

彤园妇人科

女科百效全书

叶氏女科证治

妇科秘兰全书

宋氏女科撮要

节斋公胎产医案

秘传内府经验女科

儿　　科

婴儿论

幼科折衷

幼科指归

全幼心鉴

保婴全方

保婴撮要

活幼口议

活幼心书

小儿病源方论

幼科百效全书

幼科医学指南

活幼心法大全

补要袖珍小儿方论

外　　科

大河外科

外科真诠

枕藏外科

外科明隐集

外科集验方

外证医案汇编

外科百效全书

外科活人定本

外科秘授著要

疮疡经验全书

外科心法真验指掌

片石居疡科治法辑要

伤　　科

正骨范

伤科方书

接骨全书

跌打大全

全身骨图考正

眼　　科

目经大成

目科捷径

眼科启明

眼科要旨

眼科阐微

眼科集成

眼科纂要

银海指南

明目神验方

银海精微补

医理折衷目科

证治准绳眼科

鸿飞集论眼科

眼科开光易简秘本

眼科正宗原机启微

咽喉口齿

咽喉论

咽喉秘集

喉科心法

喉科杓指

喉科枕秘

喉科秘钥

咽喉经验秘传

养　　生

易筋经

山居四要

寿世新编

厚生训纂

修龄要指

香奁润色

养生四要

养生类纂

神仙服饵

尊生要旨

黄庭内景五脏六腑补泻图

医案医话医论

纪恩录

胃气论

北行日记

李翁医记

两都医案

医案梦记

医源经旨

沈氏医案

易氏医按

高氏医案

温氏医案

鲁峰医案

赖氏脉案

瞻山医案

旧德堂医案

医论三十篇

医学穷源集

吴门治验录

沈芊绿医案

诊余举隅录

得心集医案

程原仲医案

心太平轩医案

东皋草堂医案

冰壑老人医案

芷园臆草存案

陆氏三世医验

罗谦甫治验案

周慎斋医案稿

临证医案笔记

丁授堂先生医案

张梦庐先生医案

养性轩临证医案

养新堂医论读本

祝茹穹先生医印

谦益斋外科医案

太医局诸科程文格

古今医家经论汇编

莲斋医意立斋案疏

医　　史

医学读书志

医学读书附志

综　　合

元汇医镜

平法寓言

寿芝医略

寿身小补

杏苑生春

医林正印

医法青篇

医学五则

医学汇函

医学集成

医学辩害

医经允中

医钞类编

证治合参

宝命真诠

活人心法

家藏蒙筌

心印绀珠经

雪潭居医约

嵩厓尊生书

医书汇参辑成

罗氏会约医镜

罗浩医书二种

景岳全书发挥

新刊医学集成

胡文焕医书三种

铁如意轩医书四种

脉药联珠药性食物考

汉阳叶舟丛刻医集二种